# Entdecke das Potenzial von CBD

**Herzlich Willkommen** bei meinem Buch **"Entdecke das Potenzial von CBD: Ein Leitfaden zu den Gesundheitsvorteilen"**.

Ich bin begeistert, dass Du hier bist und bereit bist, Dein Wissen über CBD zu vertiefen.

In diesem Buch geht es darum, die vielen **Gesundheitsvorteile** von CBD zu entdecken und zu verstehen, wie Du sie für Dich nutzen kannst.

Ich habe mich intensiv mit dem Thema auseinandergesetzt und möchte hier all mein Wissen und meine Erfahrungen mit Dir teilen. In diesem Buch findest Du Kapitel zu den unterschiedlichen Anwendungsbereichen von CBD, wie beispielsweise **Schmerzlinderung**, **Schlafverbesserung** und **Stressreduktion**. Auch das Thema CBD im **Sport** wird ausführlich behandelt.

Dieses Buch ist für alle, die sich für die **Gesundheitsvorteile** von CBD interessieren, egal ob Du bereits Erfahrung mit CBD hast oder neu in das Thema einsteigst.

Also, lass uns gemeinsam das **Potenzial** von CBD entdecken!


**Liebe Grüße,**

**Rapha**

**Disclaimer:**

Bitte beachte, dass ich kein Arzt bin und keine
medizinische Beratung anbiete.

Die Informationen in diesem Buch dienen lediglich als
allgemeine Leitfäden und sollten nicht als Ersatz für
medizinische Beratung oder Behandlung verwendet
werden.

Wenn du gesundheitliche Probleme hast, solltest du
dich an einen qualifizierten medizinischen Fachmann
wenden.

Die Verwendung von CBD und anderen ergänzenden
Behandlungen sollte immer in Absprache mit einem
medizinischen Fachmann erfolgen.

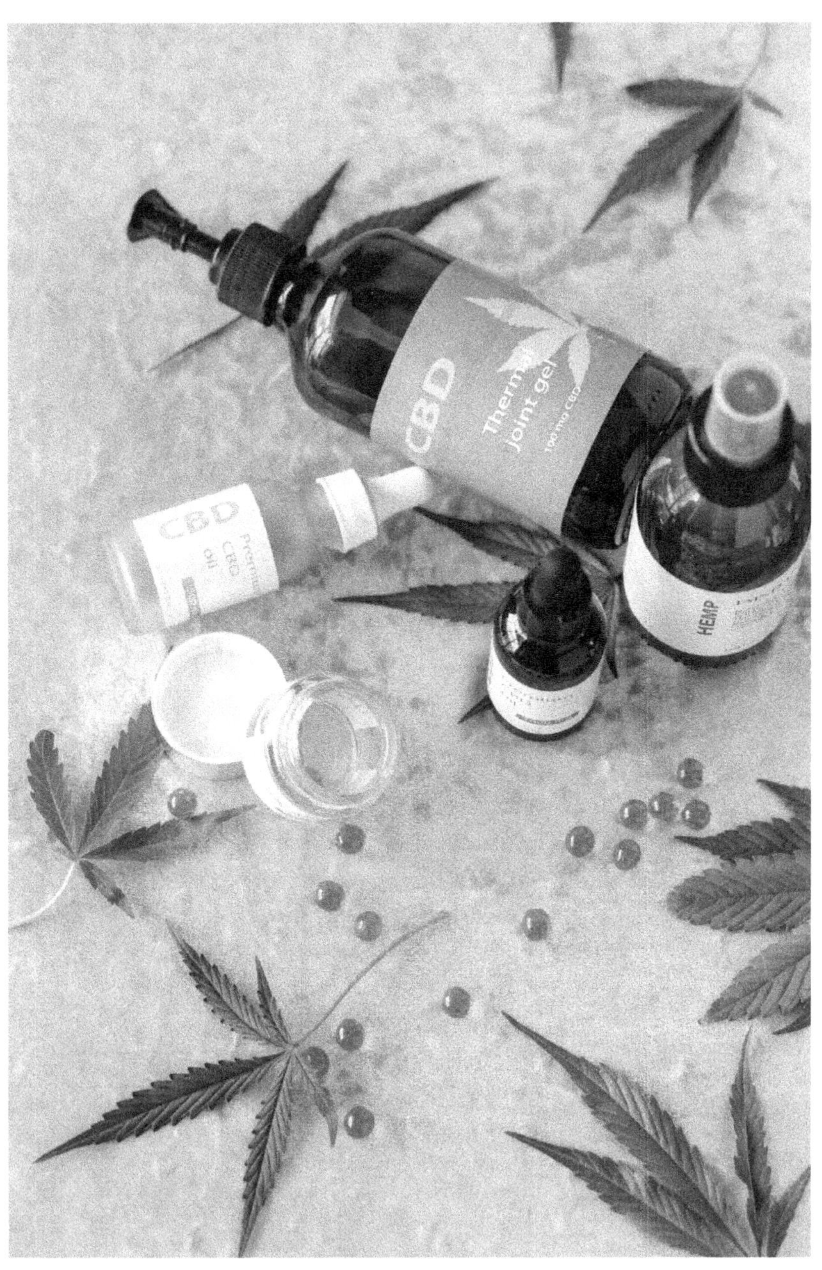

Pic by Nataliya Vaitkevic

Inhaltsverzeichnis:

### Einführung in das Buch

Willkommen zu meinem Buch "Entdecke das Potential von CBD: Ein Leitfaden zu den Gesundheitsvorteilen"! Ich freue mich, dass du dich für dieses Thema interessierst und bereit bist, mehr darüber zu erfahren.

CBD, oder Cannabidiol, ist eine chemische Verbindung, die aus der Hanfpflanze gewonnen wird. In den letzten Jahren hat CBD an Popularität gewonnen, da es eine Vielzahl von gesundheitlichen Vorteilen bietet. Aber mit der Fülle an Informationen, die im Internet verfügbar sind, kann es schwierig sein, herauszufinden, was wahr und was falsch ist.

In diesem Buch werde ich dir einen Leitfaden zu den Gesundheitsvorteilen von CBD bieten. Ich habe mein Wissen und meine Erfahrung in diesem Bereich zusammengetragen, um dir zu helfen, die Wissenschaft und Forschung hinter CBD zu verstehen und wie es zur Verbesserung deiner Gesundheit beitragen kann. Ich habe auch Tipps und Ratschläge für die sichere Verwendung von CBD, um sicherzustellen, dass du die bestmögliche Erfahrung damit machst.

Ich möchte jedoch klarstellen, dass ich kein Arzt oder medizinischer Experte bin und dieses Buch nicht als Ersatz für professionelle medizinische Beratung dienen sollte. Wenn du Fragen oder Bedenken bezüglich deiner Gesundheit hast, empfehle ich dir, einen Arzt oder Gesundheitsexperten zu konsultieren, bevor du CBD oder andere Nahrungsergänzungsmittel einnimmst. Die in diesem Buch enthaltenen Informationen sind als Leitfaden gedacht, um dir bei der Entscheidung zu helfen, ob CBD für dich geeignet ist und wie es zur Verbesserung deiner Gesundheit beitragen kann.

Ich hoffe, dass dieses Buch dir dabei hilft, mehr über die Vorteile von CBD zu erfahren und wie du es sicher und effektiv nutzen kannst. Vielen Dank, dass du dich für dieses Buch entschieden hast, und ich wünsche dir viel Freude und Nutzen bei der Lektüre!

## Ziele des Buches

Das Ziel dieses Buches ist es, dich in die Welt des CBD einzuführen und dir dabei zu helfen, die gesundheitlichen Vorteile von CBD zu verstehen und zu nutzen. Ich will dir verständlich und informativ vermitteln, wie CBD funktioniert, wie es auf deinen Körper wirkt und welche positiven Auswirkungen es auf deine Gesundheit haben kann.

Ich möchte dir zeigen, wie du CBD sicher und effektiv anwenden kannst, indem ich dir verschiedene Anwendungsmethoden und Dosierungen vorstellen. Du wirst auch erfahren, welche Nebenwirkungen auftreten können und wie man diese minimiert.

In diesem Buch werden wir uns auf verschiedene Bereiche der Gesundheit konzentrieren, bei denen CBD helfen kann, wie z.B. Schlafstörungen, Angstzustände, Schmerzen und Entzündungen.

Darüber hinaus gehen wir auf die Verwendung von CBD im Sport ein, da immer mehr Athleten auf die potenziellen

Vorteile von CBD zurückgreifen.

Ich möchte betonen, dass dieses Buch keine medizinische
Beratung ersetzt und ich keine medizinischen Fachkraft bin.
Ich möchte lediglich mein Wissen und meine Erfahrungen
mit dir teilen. Bitte konsultiere immer einen Arzt, bevor du
CBD oder andere Nahrungsergänzungsmittel einnimmst.

Mein Ziel ist es, dass du nach der Lektüre dieses Buches ein
besseres Verständnis für CBD hast und wie es dir dabei
helfen kann, deine Gesundheit zu verbessern. Ich hoffen,
dass ich dir damit eine Ressource an die Hand geben kann,
die dir dabei hilft, die Vorteile von CBD für dich zu
entdecken.

## Zielgruppe

Ich schreibe dieses Buch vor allem für Menschen, die mehr
über die gesundheitlichen Vorteile von CBD erfahren
möchten und die neugierig darauf sind, wie sie CBD-
Produkte in ihren Alltag integrieren können. Dieses Buch ist
für alle gedacht, die an einem gesünderen und natürlicheren
Lebensstil interessiert sind.

Es richtet sich an Personen, die bereits CBD-Produkte
verwenden und ihr Wissen vertiefen möchten, aber auch an
Neueinsteiger, die noch nie etwas über CBD gehört haben
oder skeptisch gegenüber dessen Wirkung sind. Ich möchte
alle Leser dazu ermutigen, die gesundheitlichen Vorteile von
CBD kennenzulernen und diese in ihren Alltag zu
integrieren.

Dieses Buch ist nicht nur für diejenigen gedacht, die an körperlicher Gesundheit interessiert sind, sondern auch für diejenigen, die nach Wegen suchen, um ihre mentale Gesundheit zu verbessern. CBD hat eine Vielzahl von Vorteilen, die sich auf das Wohlbefinden und die Gesundheit des Geistes auswirken können. In diesem Buch werden wir verschiedene CBD-Produkte besprechen, die sich positiv auf die körperliche und geistige Gesundheit auswirken können.

Ich hoffe, dass dieses Buch Menschen jeden Alters anspricht, die ein Interesse an einem natürlicheren Lebensstil haben und die neugierig darauf sind, wie CBD ihnen dabei helfen kann. Egal ob Sie jung oder alt, sportlich oder nicht, dieses Buch bietet Ihnen alle notwendigen Informationen, um Ihre Gesundheit und Ihr Wohlbefinden zu verbessern.

Ich hoffe, dass dieses Buch für alle Leser eine wertvolle Quelle für Informationen und Inspiration ist und dazu beiträgt, die vielen Vorteile von CBD zu entdecken und zu nutzen.

## Was du von diesem Buch erwarten kannst

Als begeisterter Befürworter von natürlichen Heilmethoden habe ich selbst viele Erfahrungen mit CBD gesammelt und möchte dieses Wissen nun mit euch teilen.

Was kannst du also von diesem Buch erwarten?

Zunächst einmal erhältst du einen umfassenden Überblick über CBD und seine Wirkungsweise im Körper. Ich erkläre dir die verschiedenen Formen von CBD-Produkten und wie sie hergestellt werden. Außerdem erfährst du, welche gesundheitlichen Vorteile CBD haben kann und welche Forschungsergebnisse es hierzu gibt.

Des Weiteren gebe ich dir Tipps zur Anwendung von CBD und wie du es am besten dosierst. Ich zeige dir, wie CBD dir bei verschiedenen Gesundheitsproblemen helfen kann und wie es als Teil einer ganzheitlichen Gesundheitsstrategie eingesetzt werden kann.

Ein weiterer wichtiger Aspekt des Buches ist die Verwendung von CBD im Sport. Ich werde dir zeigen, wie CBD dir dabei helfen kann, dich schneller zu erholen, Schmerzen zu lindern und deine Leistung zu verbessern.

Neben diesen praktischen Anwendungstipps gibt es auch viel Hintergrundwissen zu CBD, seiner Geschichte und seiner Rolle in der Gesellschaft. Du wirst verstehen, warum CBD in einigen Ländern verboten ist und welche politischen und wirtschaftlichen Faktoren hier eine Rolle spielen.

Insgesamt kannst du also von diesem Buch erwarten, dass du ein tieferes Verständnis für CBD und seine Gesundheitsvorteile erhältst. Du wirst lernen, wie du CBD sicher und effektiv anwenden kannst und wie es dir bei verschiedenen Gesundheitsproblemen helfen kann. Und nicht zuletzt wirst du verstehen, warum CBD eine so wichtige Rolle in der heutigen Gesellschaft spielt.

Ich hoffe, dass du dieses Buch genauso spannend und informativ findest wie ich es beim Schreiben empfunden habe.

## Einführung in den Begriff CBD

CBD ist die Abkürzung für Cannabidiol, einen der vielen Bestandteile der Hanfpflanze. Es ist ein natürliches, nicht-psychoaktives Molekül, das für seine vielseitigen gesundheitsfördernden Eigenschaften bekannt ist. Im Gegensatz zu THC, einem anderen Bestandteil von Hanf, hat CBD keine berauschende Wirkung.

CBD kann auf verschiedene Arten konsumiert werden, darunter als Öl, Kapseln, Lotionen und auch als Inhalationsprodukte. Es gibt viele Studien, die darauf hinweisen, dass CBD bei der Behandlung von verschiedenen Erkrankungen wie Angstzuständen, Depressionen, Schmerzen und Entzündungen helfen kann.

## Unterschied zwischen THC und CBD

Als CBD-Enthusiast ist es wichtig, den Unterschied zwischen THC und CBD zu verstehen. THC und CBD sind die beiden bekanntesten Cannabinoide, die in der Cannabispflanze vorkommen. Während THC für seine psychoaktiven Eigenschaften bekannt ist und eine berauschende Wirkung hat, hat CBD keine psychoaktiven Wirkungen.

THC ist das Cannabinoid, das für das "High" verantwortlich ist, das mit dem Rauchen von Marihuana oder dem Konsum von Cannabisprodukten verbunden ist. Es hat auch einige medizinische Anwendungen, wie die Linderung von Schmerzen und die Verringerung von Übelkeit. Allerdings hat THC auch einige unerwünschte Wirkungen, wie Gedächtnisprobleme, Angstzustände und Paranoia.

CBD ist ein nicht-psychoaktives Cannabinoid, das ebenfalls in der Cannabispflanze vorkommt. Es hat viele medizinische Anwendungen, wie die Reduzierung von Angstzuständen und Depressionen, die Linderung von Schmerzen und Entzündungen sowie die Verringerung von Krampfanfällen bei Epilepsiepatienten. CBD hat auch neuroprotektive Eigenschaften und kann bei der Behandlung von neurodegenerativen Erkrankungen wie Alzheimer und Parkinson helfen.

Während THC und CBD beide aus der gleichen Pflanze stammen, haben sie sehr unterschiedliche Wirkungen auf den Körper. Es ist wichtig zu beachten, dass CBD-Produkte, die in Deutschland verkauft werden, einen THC-Gehalt von weniger als 0,2 % aufweisen dürfen.

## Geschichte und Entwicklung von CBD

Als Teil der Cannabispflanze hat CBD eine lange und faszinierende Geschichte, die bis in die früheste Zeit der Menschheitsgeschichte zurückreicht. Schon vor Jahrtausenden erkannten verschiedene Kulturen die therapeutischen Vorteile von Cannabis und nutzten die Pflanze für ihre medizinischen Eigenschaften.

In der modernen westlichen Welt begannen Wissenschaftler und Forscher in den 1940er Jahren, die verschiedenen Bestandteile von Cannabis zu identifizieren und zu untersuchen. Dabei entdeckten sie nicht nur THC, sondern auch andere Cannabinoide wie CBD. In den 1960er Jahren wurde schließlich die Struktur von CBD aufgeklärt und weitere Untersuchungen zu den Wirkungen und Vorteilen von CBD folgten.

In den folgenden Jahrzehnten geriet CBD jedoch zunehmend in den Hintergrund, da das Hauptaugenmerk der Wissenschaftler und Forscher auf THC und dessen psychotrope Wirkung gerichtet war. Erst in den letzten Jahren wurde das Potenzial von CBD als therapeutischer Wirkstoff erneut entdeckt und die Erforschung des Cannabinoids erlebt einen wahren Boom.

Inzwischen ist CBD in vielen Teilen der Welt legal und wird für eine Vielzahl von medizinischen Anwendungen eingesetzt. Insbesondere in der Schmerztherapie, bei Schlafstörungen, Angstzuständen und Entzündungen hat CBD gezeigt, dass es ein vielversprechender Wirkstoff sein kann. Auch im Bereich des Sports gewinnt CBD zunehmend an Bedeutung, da es sich als natürliches Mittel zur Schmerzlinderung und Regeneration eignet.

Doch trotz der wachsenden Popularität von CBD gibt es noch viel zu erforschen und zu verstehen. Die Geschichte und Entwicklung von CBD zeigt uns jedoch, dass die Erforschung und Nutzung der Cannabispflanze ein langfristiges Projekt ist, das immer weiter voranschreitet.

In diesem Buch werden wir uns eingehend mit den gesundheitlichen Vorteilen von CBD auseinandersetzen und dir dabei helfen, das volle Potenzial dieses faszinierenden Wirkstoffs zu entdecken.

## CBD-Extraktion und -Herstellung

CBD-Produkte gibt es in vielen Formen und Größen, und es ist wichtig zu verstehen, wie sie hergestellt werden, um sicherzustellen, dass man ein qualitativ hochwertiges Produkt bekommt. Im Folgenden werde ich dir einen Einblick in den Prozess der CBD-Extraktion und -Herstellung geben.

Zunächst einmal wird CBD aus der Hanfpflanze extrahiert. Hanf enthält mehrere Verbindungen, einschließlich CBD und THC, aber auch viele andere Cannabinoide, Terpene, Flavonoide und mehr. Bei der CBD-Extraktion wird versucht, so viel CBD wie möglich aus der Pflanze zu isolieren, während THC auf ein Minimum reduziert wird, um die psychotropen Effekte zu minimieren.

Es gibt verschiedene Methoden zur Extraktion von CBD, aber die häufigste ist die $CO_2$-Extraktion. Bei dieser Methode wird $CO_2$ unter hohem Druck und hoher Temperatur durch die Hanfpflanze geleitet, um die Cannabinoide und andere Verbindungen zu extrahieren. Das Ergebnis ist ein hochkonzentriertes CBD-Öl, das dann für verschiedene Zwecke verwendet werden kann.

Nach der Extraktion durchläuft das CBD-Öl einen Reinigungsprozess, um sicherzustellen, dass es frei von Verunreinigungen ist. Es kann auch mit Trägerölen wie MCT-Öl oder Hanfsamenöl verdünnt werden, um die Dosierung zu erleichtern.

Die Qualität des CBD-Öls hängt von vielen Faktoren ab, einschließlich der Qualität der Ausgangsmaterialien, des Extraktionsprozesses und des Reinigungsprozesses. Es ist wichtig, ein CBD-Produkt von einem seriösen Hersteller zu kaufen, der detaillierte Informationen über den Herstellungsprozess bereitstellt.

CBD-Produkte können in verschiedenen Formen hergestellt werden, einschließlich Öl, Kapseln, Tinkturen, Lotionen und mehr. Jede Form hat ihre eigenen Vorteile und Nachteile, abhängig von den Bedürfnissen des Verbrauchers. Einige Produkte sind schneller wirkend als andere, während andere länger anhaltende Wirkungen haben.

Insgesamt ist es wichtig zu verstehen, wie CBD hergestellt wird, um sicherzustellen, dass man ein qualitativ hochwertiges Produkt erhält. Der Herstellungsprozess hat einen großen Einfluss auf die Qualität des Produkts und die Art und Weise, wie es wirkt, daher ist es wichtig, dass man sich für ein Produkt entscheidet, das sorgfältig und mit großer Sorgfalt hergestellt wurde.

## Wie wirkt CBD auf unseren Körper?

### Einführung in das Endocannabinoid-System (ECS)

ECS, das Endocannabinoid-System, ist ein komplexes Netzwerk von Rezeptoren, Enzymen und Molekülen, das in unserem Körper eine wichtige Rolle spielt. Es ist eng mit unserem Nervensystem, Immunsystem und vielen anderen Systemen in unserem Körper verbunden.

Das ECS wurde erstmals in den 1990er Jahren entdeckt, als Wissenschaftler nach einer Erklärung für die Auswirkungen von Cannabis auf den Körper suchten. Es stellte sich heraus, dass der Körper von Natur aus in der Lage ist, Cannabinoide zu produzieren, ähnlich wie die Cannabinoide, die in der Hanfpflanze vorkommen. Diese körpereigenen Cannabinoide werden Endocannabinoide genannt.

Das ECS ist ein System von Rezeptoren, die auf Endocannabinoide reagieren, sowie auf Cannabinoide, die in Hanf und anderen Pflanzen vorkommen. Diese Rezeptoren sind im ganzen Körper zu finden, einschließlich des Gehirns, des Nervensystems, des Immunsystems und des Verdauungstrakts.

Das ECS ist in der Lage, viele verschiedene Funktionen im Körper zu regulieren, einschließlich Stimmung, Appetit, Schlaf, Schmerzen und Entzündungen. Wenn das ECS aktiviert wird, kann es helfen, die Homöostase im Körper zu erhalten, indem es auf verschiedene Prozesse im Körper einwirkt.

Im Laufe der Jahre haben Forscher immer mehr über das ECS herausgefunden und wie es mit verschiedenen Aspekten der Gesundheit zusammenhängt. Es wurde gezeigt, dass das ECS eine Rolle bei der Regulierung von Entzündungen spielt, bei der Regulierung von Schmerzen und bei der Unterstützung des Immunsystems.

Das ECS ist ein wichtiger Bestandteil des menschlichen Körpers, und seine Bedeutung für die Gesundheit wird immer deutlicher. Durch die Verwendung von CBD, einem Cannabinoid, das aus der Hanfpflanze gewonnen wird, können wir das ECS aktivieren und damit zur Unterstützung der Gesundheit beitragen.

In den nächsten Kapiteln werde ich dir mehr darüber erzählen, wie CBD und das ECS zusammenwirken, und wie du CBD verwenden kannst, um deine Gesundheit zu unterstützen.

# CBD und das ECS

CBD und das Endocannabinoid-System (ECS) sind eng miteinander verbunden. Wie ich bereits in der vorherigen Sektion erklärt habe, ist das ECS ein körpereigenes System, das eine wichtige Rolle bei der Regulierung verschiedener Körperfunktionen spielt. Das ECS besteht aus verschiedenen Teilen, einschließlich Cannabinoid-Rezeptoren, Endocannabinoiden und Enzymen.

CBD wirkt auf das ECS, indem es die Aktivität der Cannabinoid-Rezeptoren beeinflusst. CBD interagiert nicht direkt mit den Rezeptoren, sondern indirekt, indem es die Aktivität von Enzymen verändert, die normalerweise Endocannabinoide abbauen. Wenn diese Enzyme blockiert werden, können sich Endocannabinoide im Körper ansammeln und eine stärkere Wirkung auf die Cannabinoid-Rezeptoren haben.

Durch diese Wechselwirkung kann CBD verschiedene Vorteile für die Gesundheit bieten. CBD kann beispielsweise Schmerzen lindern, indem es die Schmerzwahrnehmung reduziert, indem es die Aktivität von Entzündungsmediatoren hemmt, die Schmerzen und Entzündungen verursachen. CBD kann auch bei der Regulierung der Stimmung helfen, indem es den Abbau von Serotonin hemmt, einem Neurotransmitter, der für die Regulierung der Stimmung und des Schlafes wichtig ist.

Es gibt noch viel zu erforschen, wenn es um die Wirkung von CBD auf das ECS geht, aber es ist klar, dass es eine vielversprechende Verbindung ist. Indem du mehr über das ECS und die Wechselwirkung von CBD damit erfährst, kannst du besser verstehen, wie CBD funktioniert und welche Vorteile es bieten kann. Im nächsten Kapitel werden wir uns genauer mit einigen der potenziellen Vorteile von CBD für die Gesundheit beschäftigen.

## CBD und die Rezeptoren im Körper

CBD interagiert auf verschiedene Weise mit dem menschlichen Körper. Eine der wichtigsten Wirkungen ist die Bindung an spezifische Rezeptoren im Körper, die Teil des Endocannabinoid-Systems (ECS) sind. Das ECS umfasst eine Reihe von Rezeptoren und Liganden, die im Körper vorhanden sind und an der Regulation verschiedener Prozesse beteiligt sind.

Es gibt zwei Haupttypen von Cannabinoidrezeptoren im Körper, die CB1- und CB2-Rezeptoren genannt werden. CB1-Rezeptoren sind hauptsächlich im Gehirn und im zentralen Nervensystem zu finden, während CB2-Rezeptoren hauptsächlich in den peripheren Geweben, einschließlich des Immunsystems, lokalisiert sind.

CBD interagiert nicht direkt mit diesen Rezeptoren, sondern beeinflusst sie indirekt. CBD kann den Abbau von Endocannabinoiden im Körper verlangsamen, wodurch mehr Endocannabinoide für die Bindung an CB1- und CB2-Rezeptoren zur Verfügung stehen. Durch die Verstärkung der Bindung an diese Rezeptoren kann CBD eine Vielzahl von Auswirkungen auf den Körper haben.

Eine weitere Art von Rezeptor, auf den CBD einwirken kann, sind die Serotonin-Rezeptoren. Serotonin ist ein Neurotransmitter, der für die Regulierung von Stimmung, Schlaf und Appetit verantwortlich ist. CBD kann die

Wirkung von Serotonin im Körper beeinflussen, was zur Verringerung von Angst und Depression beitragen kann.

Darüber hinaus kann CBD auch mit anderen Rezeptoren im Körper interagieren, einschließlich des TRPV1-Rezeptors, der an der Regulierung von Schmerz, Entzündungen und Körpertemperatur beteiligt ist, und des PPAR-Rezeptors, der an der Regulierung des Stoffwechsels und der Entzündung beteiligt ist.

Insgesamt ist die Interaktion von CBD mit den Rezeptoren im Körper komplex und noch nicht vollständig verstanden. Es ist jedoch klar, dass CBD eine Vielzahl von positiven Auswirkungen auf den Körper haben kann, indem es das Endocannabinoid-System moduliert und mit anderen Rezeptoren im Körper interagiert.

**<u>Wie CBD im Körper wirkt</u>**

Wie wirkt CBD im Körper? Das ist eine Frage, die viele Menschen interessiert, und in diesem Kapitel werde ich versuchen, sie so detailliert wie möglich zu beantworten.

Wenn CBD in den Körper gelangt, interagiert es mit dem Endocannabinoid-System (ECS), das eine wichtige Rolle bei der Aufrechterhaltung des Gleichgewichts im Körper spielt. Das ECS besteht aus Rezeptoren, die überall im Körper verteilt sind, und Endocannabinoiden, die der Körper selbst produziert.

CBD interagiert mit dem ECS, indem es die Aktivität der Rezeptoren moduliert. Einige Studien haben gezeigt, dass

CBD die Bindung von Endocannabinoiden an die Rezeptoren hemmen kann, was zu einer Erhöhung ihrer Verfügbarkeit im Körper führen kann. Andere Studien haben gezeigt, dass CBD auch die Aktivität anderer Rezeptoren, wie z.B. der Serotonin-Rezeptoren, beeinflussen kann.

Ein wichtiger Punkt ist, dass CBD keine psychoaktive Wirkung hat. Anders als THC, das auch mit dem ECS interagiert, aber eine berauschende Wirkung hat, hat CBD keine Auswirkungen auf das Bewusstsein oder die Wahrnehmung.

Die genauen Wirkungsmechanismen von CBD im Körper sind jedoch noch nicht vollständig verstanden, und es gibt viele offene Fragen, die weitere Forschung erfordern. Einige Forscher glauben, dass CBD möglicherweise eine Rolle bei der Reduzierung von Entzündungen und Schmerzen spielt, während andere Studien gezeigt haben, dass CBD möglicherweise auch bei der Behandlung von Angststörungen und Depressionen wirksam sein kann.

Es ist wichtig zu beachten, dass CBD keine Allheilmittel ist und dass es nicht für alle Menschen gleichermaßen wirksam sein kann. Jeder Mensch hat ein einzigartiges ECS, und die Wirkung von CBD kann von Person zu Person unterschiedlich sein.

Insgesamt gibt es noch viel zu entdecken, wenn es um die Wirkung von CBD im Körper geht. Aber durch die Erforschung des Endocannabinoid-Systems und die Durchführung von Studien können wir hoffentlich bald mehr über die vielen Vorteile von CBD erfahren.

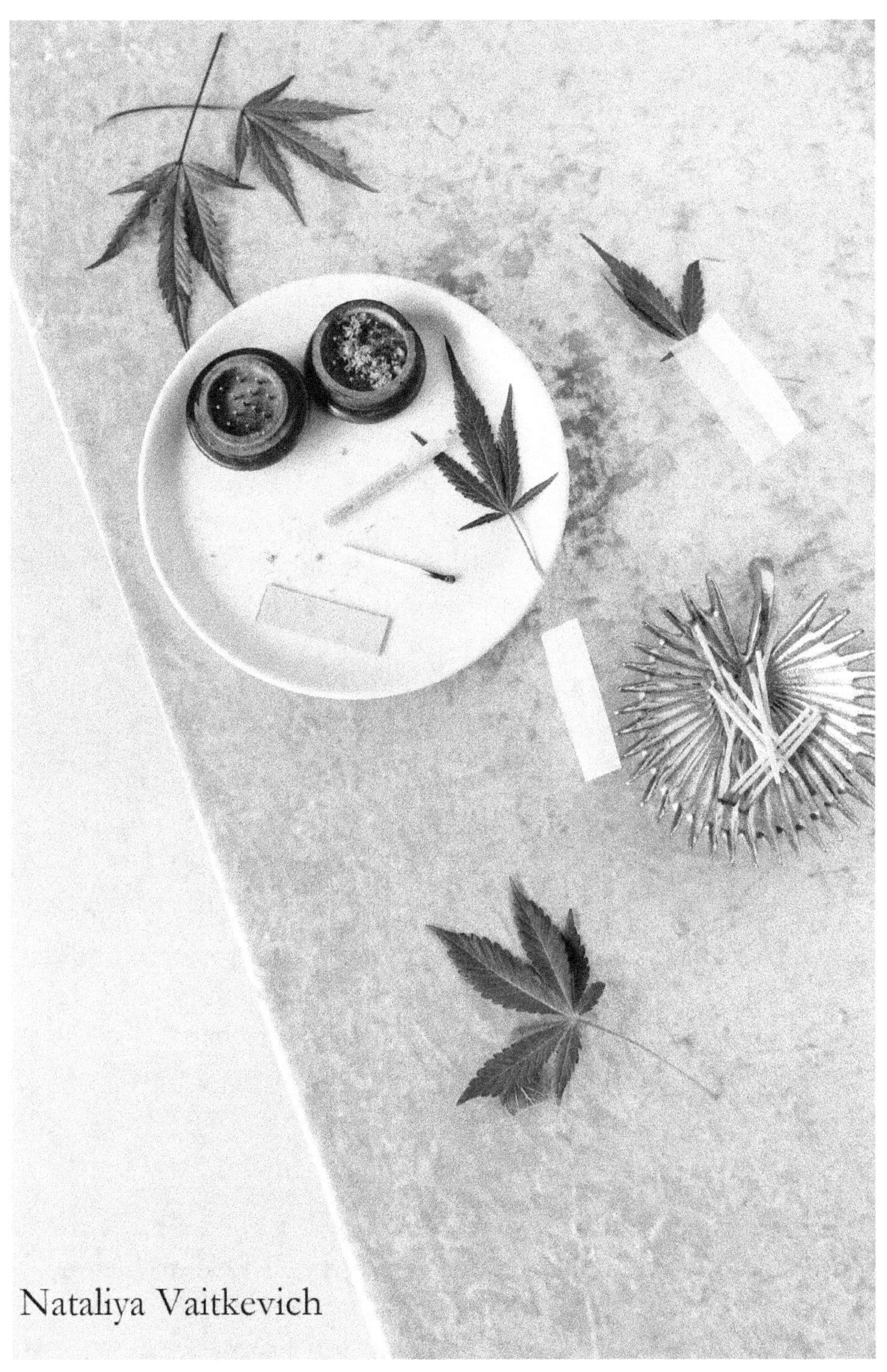

Nataliya Vaitkevich

### Einführung in die Vorteile von CBD

CBD hat in den letzten Jahren aufgrund seiner potenziellen Vorteile für die Gesundheit viel Aufmerksamkeit erlangt. In diesem Kapitel werde ich Dir einen Überblick über die verschiedenen Vorteile geben, die CBD bietet, damit Du ein besseres Verständnis dafür hast, wie CBD Deine Gesundheit und Dein Wohlbefinden positiv beeinflussen kann.

Eine der häufigsten Anwendungen von CBD ist die Schmerzlinderung. Studien haben gezeigt, dass CBD eine entzündungshemmende Wirkung hat, die bei der Linderung von Schmerzen helfen kann, die durch Entzündungen im Körper verursacht werden. CBD kann auch bei der Behandlung von chronischen Schmerzen wie Rückenschmerzen, Arthritis und Fibromyalgie helfen.

CBD hat auch eine beruhigende Wirkung auf das Nervensystem und kann bei der Behandlung von Angstzuständen und Depressionen hilfreich sein. Es kann helfen, den Serotoninspiegel im Gehirn zu regulieren und die Stimmung zu verbessern. Einige Studien haben gezeigt, dass CBD bei der Behandlung von Posttraumatischen Belastungsstörungen (PTBS) und Schlafstörungen helfen kann.

Eine weitere wichtige Anwendung von CBD ist die Behandlung von epileptischen Anfällen. CBD kann helfen, die Anzahl und Schwere der Anfälle zu reduzieren, insbesondere bei Kindern mit schweren Formen von Epilepsie wie dem Dravet-Syndrom.

CBD hat auch antioxidative Eigenschaften und kann dazu beitragen, die Gesundheit von Haut und Haar zu verbessern. Es kann dazu beitragen, Akne zu reduzieren, indem es die Talgproduktion reguliert und Entzündungen im Körper reduziert. CBD kann auch helfen, das Haarwachstum zu fördern und die Haargesundheit zu verbessern.

Schließlich kann CBD auch bei der Behandlung von Suchterkrankungen hilfreich sein. Es kann dazu beitragen, die Entzugserscheinungen zu reduzieren und das Verlangen nach Suchtmitteln zu verringern.

Es gibt viele weitere potenzielle Vorteile von CBD, einschließlich der Behandlung von Diabetes, Autoimmunerkrankungen und Krebs. Die Forschung auf diesem Gebiet ist jedoch noch im Gange, und es müssen weitere Studien durchgeführt werden, um diese potenziellen Vorteile zu bestätigen.

## Schmerzlinderung

CBD hat sich als ein vielversprechendes Mittel zur Schmerzlinderung erwiesen und wird bereits zur Behandlung von chronischen Schmerzen eingesetzt. Viele Studien haben gezeigt, dass CBD bei der Schmerzlinderung helfen kann, indem es auf verschiedene Arten im Körper wirkt.

Einer der Wege, auf denen CBD Schmerzen lindern kann, ist durch die Interaktion mit den Schmerzrezeptoren im Körper. CBD bindet an diese Rezeptoren und hemmt so die Übertragung von Schmerzsignalen an das Gehirn. Dadurch kann CBD Schmerzen effektiv reduzieren und gleichzeitig entzündungshemmende Wirkungen haben.

CBD hat auch gezeigt, dass es die Freisetzung von Neurotransmittern beeinflusst, die für die Schmerzregulation im Körper verantwortlich sind. Durch die Einnahme von CBD kann die Freisetzung von Endorphinen und Serotonin erhöht werden, was zu einer verbesserten Stimmung und einer Reduktion von Schmerzen führen kann.

Eine weitere Art und Weise, wie CBD bei der Schmerzlinderung helfen kann, ist durch seine entzündungshemmenden Eigenschaften. Chronische Schmerzen können durch Entzündungen im Körper verursacht werden, und CBD kann helfen, diese Entzündungen zu reduzieren. Durch die Reduktion von Entzündungen können Schmerzen deutlich verringert werden, was es für Menschen mit chronischen Schmerzen einfacher macht, ihren Alltag zu bewältigen.

Es gibt viele Arten von Schmerzen, bei denen CBD wirksam sein kann. Dazu gehören unter anderem Kopfschmerzen, Gelenkschmerzen, Rückenschmerzen und neuropathische Schmerzen. In einer Studie mit Menschen mit Multipler Sklerose zeigte sich, dass CBD die Schmerzen signifikant reduzierte und auch die Mobilität verbesserte.

CBD hat auch das Potenzial, die Schmerzlinderung anderer Medikamente zu verbessern. Eine Studie aus dem Jahr 2010 zeigte, dass CBD in Kombination mit Opioiden dazu beitragen kann, die Schmerzlinderung zu verstärken und die Menge der benötigten Opioiddosis zu reduzieren. Dies kann dazu beitragen, die negativen Nebenwirkungen von Opioiden, wie zum Beispiel Abhängigkeit, zu reduzieren.

Zusammenfassend kann CBD bei der Schmerzlinderung auf

verschiedene Arten helfen, wie durch die Interaktion mit Schmerzrezeptoren, die Beeinflussung von Neurotransmittern und durch seine entzündungshemmenden Eigenschaften. CBD hat das Potenzial, bei vielen Arten von Schmerzen wirksam zu sein und kann auch die Schmerzlinderung anderer Medikamente verstärken. Wenn du unter Schmerzen leidest, kann CBD eine vielversprechende Option sein, um Linderung zu finden.

## Angst- und Stressreduktion

CBD hat in den letzten Jahren viel Aufmerksamkeit als potenzielles Heilmittel gegen Angst und Stress erregt. Die beruhigende Wirkung von CBD auf das Nervensystem und seine Fähigkeit, den Cortisolspiegel im Körper zu senken, machen es zu einem vielversprechenden Mittel gegen diese häufigen Probleme.

Stress ist ein unvermeidlicher Bestandteil des modernen Lebens. Viele Menschen fühlen sich gestresst und überfordert, was zu körperlichen und psychischen Gesundheitsproblemen führen kann. Eine häufige Folge von Stress ist die Freisetzung des Hormons Cortisol, das in hohen Dosen entzündungsfördernd wirken und das Immunsystem beeinträchtigen kann.

CBD kann helfen, das Nervensystem zu beruhigen und den Cortisolspiegel zu senken. Studien haben gezeigt, dass CBD bei der Verringerung von Angst und Stress helfen kann. Es kann auch helfen, den Schlaf zu verbessern und die Stimmung zu stabilisieren.

CBD kann auch bei der Behandlung von Angststörungen wie

generalisierter Angststörung, sozialer Angststörung, posttraumatischer Belastungsstörung (PTBS) und Zwangsstörungen hilfreich sein. Eine Studie aus dem Jahr 2015 ergab, dass CBD bei der Behandlung von Angststörungen wirksamer sein kann als herkömmliche Medikamente wie Benzodiazepine.

Ein weiterer Vorteil von CBD bei Angst und Stress ist seine Fähigkeit, Entzündungen im Körper zu reduzieren. Chronische Entzündungen werden mit vielen gesundheitlichen Problemen in Verbindung gebracht, einschließlich Depressionen und Angstzuständen. CBD kann Entzündungen im Körper reduzieren und so zur Verbesserung der psychischen Gesundheit beitragen.

CBD kann auf verschiedene Arten eingenommen werden, einschließlich Ölen, Kapseln, Gummis und topischen Produkten. Jede Art von Produkt hat ihre eigenen Vorteile und kann für verschiedene Situationen und Bedürfnisse geeignet sein.

Es ist jedoch wichtig, sich bewusst zu sein, dass CBD nicht für jeden geeignet ist und dass es mögliche Nebenwirkungen wie Müdigkeit, Übelkeit und Durchfall geben kann. Es ist auch wichtig, mit einem Arzt zu sprechen, bevor man CBD einnimmt, insbesondere wenn man bereits Medikamente einnimmt oder unter einer chronischen Erkrankung leidet.

Insgesamt ist CBD eine vielversprechende Option für die Behandlung von Angst und Stress. Es hat eine beruhigende Wirkung auf das Nervensystem und kann helfen, Entzündungen zu reduzieren, was zur Verbesserung der psychischen Gesundheit beitragen kann. Wenn Du CBD als

Alternative oder Ergänzung zu traditionellen Behandlungsmethoden in Betracht ziehst, solltest Du mit einem Arzt sprechen, um festzustellen, ob es für Dich geeignet ist.

## Verbesserung des Schlafs

CBD wird immer häufiger als Schlafhilfe verwendet. Es gibt eine wachsende Anzahl von Studien, die zeigen, dass CBD die Qualität des Schlafs verbessern kann. Aber wie funktioniert das?

Das Endocannabinoid-System (ECS) spielt eine wichtige Rolle bei der Regulierung des Schlafs. Das ECS ist ein komplexes Netzwerk von Rezeptoren, Enzymen und Endocannabinoiden, die alle dazu beitragen, das Gleichgewicht des Körpers zu erhalten. Die Hauptfunktion des ECS besteht darin, das Gleichgewicht der verschiedenen Systeme des Körpers aufrechtzuerhalten. Wenn das ECS nicht richtig funktioniert, kann es zu Schlafstörungen kommen.

CBD hat gezeigt, dass es die Aktivität des ECS beeinflussen kann. Es kann die Anzahl der Endocannabinoide im Körper erhöhen und die Rezeptoren aktivieren, die an der Regulierung des Schlafs beteiligt sind. CBD kann auch die Freisetzung von Hormonen und Neurotransmittern regulieren, die den Schlaf beeinflussen.

Eine der Hauptursachen für Schlafstörungen ist Stress und Angst. CBD hat gezeigt, dass es Stress und Angstzustände reduzieren kann, was sich wiederum auf den Schlaf auswirkt. Wenn man weniger gestresst ist und sich entspannter fühlt, ist es einfacher einzuschlafen und durchzuschlafen.

Eine weitere Möglichkeit, wie CBD den Schlaf verbessern kann, ist durch die Reduzierung von Schmerzen und Entzündungen. Schmerzen und Entzündungen können dazu führen, dass es schwieriger wird, in den Schlaf zu fallen und durchzuschlafen. CBD hat gezeigt, dass es Schmerzen und Entzündungen reduzieren kann, was den Schlaf verbessert.

Eine Studie, die im Journal of Clinical Psychology veröffentlicht wurde, zeigte, dass CBD die Symptome von Angstzuständen und Schlafstörungen bei Patienten mit posttraumatischer Belastungsstörung (PTBS) reduzierte. Eine andere Studie, die im Journal of Psychopharmacology veröffentlicht wurde, zeigte, dass CBD die Gesamtschlafzeit von Patienten mit Schlafstörungen erhöhte.

## Verbesserung der Stimmung

CBD hat das Potenzial, die Stimmung zu verbessern und emotionale Instabilität zu reduzieren. Es ist bekannt, dass CBD eine direkte Wirkung auf das Gehirn und das Nervensystem hat und somit die Stimmung regulieren kann.

In einer Studie, die 2019 in der Fachzeitschrift "CNS & Neurological Disorders - Drug Targets" veröffentlicht wurde, wurde die Wirkung von CBD auf die Stimmung untersucht. Die Studie ergab, dass CBD bei Patienten mit Angststörungen und Depressionen dazu beitragen kann, die Symptome zu lindern und die Stimmung zu verbessern. CBD wurde als potenziell wirksame Behandlung für verschiedene psychische Störungen wie Angst, Depressionen und posttraumatische Belastungsstörungen identifiziert.

Eine mögliche Erklärung für die Wirkung von CBD auf die Stimmung ist seine Fähigkeit, den Serotonin-Spiegel im Gehirn zu erhöhen. Serotonin ist ein Neurotransmitter, der für die Regulierung der Stimmung und des Wohlbefindens verantwortlich ist. CBD kann den Serotoninspiegel im Gehirn durch seine Wechselwirkungen mit dem ECS erhöhen, was zu einem Gefühl der Entspannung und der Verbesserung der Stimmung führen kann.

Darüber hinaus hat CBD auch entzündungshemmende und antioxidative Eigenschaften, die dazu beitragen können, Stress und Entzündungen im Körper zu reduzieren. Stress und Entzündungen sind bekanntermaßen mit einer schlechten Stimmung verbunden, daher kann die Fähigkeit von CBD, Stress und Entzündungen zu reduzieren, zu einer Verbesserung der Stimmung beitragen.

Insgesamt ist CBD eine vielversprechende Möglichkeit, die Stimmung zu verbessern und emotionale Instabilität zu reduzieren. Es gibt zahlreiche Studien, die darauf hindeuten, dass CBD bei der Behandlung von Angst, Depressionen und anderen psychischen Störungen wirksam sein kann. Wenn Du an einer dieser Erkrankungen leidest oder einfach nur Deine Stimmung verbessern möchtest, kann CBD eine nützliche Ergänzung Deiner Routine sein.

## Verbesserung der Hautgesundheit

Die Haut ist das größte Organ des Körpers und hat viele wichtige Funktionen, darunter den Schutz vor äußeren Einflüssen wie Schmutz, Bakterien und UV-Strahlung. Sie ist auch ein wichtiger Teil des Immunsystems und hilft, den Körper vor Infektionen zu schützen. Eine gesunde Haut ist daher von großer Bedeutung für unsere allgemeine

Gesundheit und unser Wohlbefinden.

CBD kann bei der Verbesserung der Hautgesundheit auf verschiedene Weise helfen. Eine Möglichkeit besteht darin, dass es entzündungshemmende Eigenschaften besitzt, die helfen können, Entzündungen zu reduzieren und die Haut zu beruhigen. Entzündungen können zu verschiedenen Hautproblemen wie Akne, Ekzemen, Rosacea und Psoriasis führen, und CBD kann helfen, diese Probleme zu lindern.

Eine weitere Möglichkeit, wie CBD zur Verbesserung der Hautgesundheit beitragen kann, besteht darin, dass es ein starkes Antioxidans ist. Antioxidantien können helfen, freie Radikale im Körper zu bekämpfen, die zu Schäden an der Haut führen können. CBD kann somit helfen, die Haut vor Schäden durch UV-Strahlung, Umweltverschmutzung und andere äußere Faktoren zu schützen.

CBD kann auch helfen, den Feuchtigkeitshaushalt der Haut zu regulieren. Eine gesunde Haut benötigt Feuchtigkeit, um geschmeidig und elastisch zu bleiben. CBD kann helfen, den Feuchtigkeitshaushalt der Haut zu regulieren, indem es die Talgproduktion reguliert. Eine übermäßige Talgproduktion kann zu fettiger Haut und Akne führen, während eine zu geringe Talgproduktion zu trockener Haut führen kann.

Eine weitere Möglichkeit, wie CBD zur Verbesserung der Hautgesundheit beitragen kann, besteht darin, dass es bei der Heilung von Hautverletzungen und -erkrankungen helfen kann. Es kann helfen, die Heilung von Schnitten, Verbrennungen, Schürfwunden und anderen Verletzungen zu beschleunigen. Es kann auch helfen, Hauterkrankungen wie Ekzemen und Psoriasis zu lindern, indem es

Entzündungen reduziert und den Juckreiz lindert.

CBD kann auf verschiedene Weise auf die Haut aufgetragen werden, einschließlich topischer Anwendungen wie Cremes, Lotionen und Salben. Es kann auch in Form von CBD-Ölen eingenommen werden, die oral eingenommen oder direkt auf die Haut aufgetragen werden können.

Insgesamt kann CBD aufgrund seiner entzündungshemmenden, antioxidativen und feuchtigkeitsspendenden Eigenschaften zur Verbesserung der Hautgesundheit beitragen. Wenn du unter Hautproblemen leidest oder einfach nur deine Hautgesundheit verbessern möchtest, könnte CBD eine natürliche und effektive Option sein, um dein Ziel zu erreichen.

## Verringerung von Entzündungen

Entzündungen sind Teil der natürlichen Abwehrreaktion des Körpers gegen schädliche Reize. Es handelt sich dabei um eine komplexe physiologische Reaktion, die von verschiedenen Botenstoffen und Zellen des Immunsystems ausgelöst wird. Es gibt jedoch auch chronische Entzündungen, die zu verschiedenen Erkrankungen führen können. CBD kann dabei helfen, Entzündungen im Körper zu reduzieren.

CBD hat entzündungshemmende Eigenschaften, die auf mehrere Arten wirken können. Zum einen kann es die Produktion von pro-inflammatorischen Zytokinen reduzieren, die an der Entstehung von Entzündungen beteiligt sind. Zum anderen kann CBD die Aktivität von Immunzellen modulieren, indem es die Rekrutierung von

Entzündungszellen hemmt und die Freisetzung von Entzündungsfaktoren hemmt.

Studien haben gezeigt, dass CBD bei verschiedenen Entzündungserkrankungen helfen kann, wie zum Beispiel bei Arthritis, entzündlichen Darmerkrankungen, neurologischen Entzündungen und sogar bei Entzündungen der Haut. CBD kann auch bei Entzündungen nach Verletzungen und Operationen helfen.

Eine weitere Möglichkeit, wie CBD bei Entzündungen helfen kann, ist seine Fähigkeit, den oxidativen Stress zu reduzieren. Oxidativer Stress ist ein Ungleichgewicht zwischen der Produktion von reaktiven Sauerstoffspezies und der Fähigkeit des Körpers, diese abzubauen. Dies kann zu Schäden an Zellen und Geweben führen und Entzündungen fördern. CBD kann durch seine antioxidativen Eigenschaften dazu beitragen, oxidativen Stress zu reduzieren und somit Entzündungen vorzubeugen.

Zusammenfassend kann gesagt werden, dass CBD aufgrund seiner entzündungshemmenden Eigenschaften ein vielversprechendes Mittel zur Behandlung von Entzündungen im Körper sein kann. Es kann die Produktion von Entzündungsfaktoren reduzieren, die Aktivität von Immunzellen modulieren, oxidativen Stress reduzieren und somit Entzündungen vorbeugen oder diese lindern.

### Verringerung von Übelkeit und Erbrechen

Übelkeit und Erbrechen sind zwei Symptome, die eine Vielzahl von Ursachen haben können, darunter Krankheit, Chemotherapie oder Reisekrankheit. Während es verschiedene Behandlungsmöglichkeiten gibt, haben sich viele Menschen dafür entschieden, CBD zur Verringerung von Übelkeit und Erbrechen zu verwenden.

Studien haben gezeigt, dass CBD die Aktivität im Gehirn beeinflussen kann, insbesondere im Bereich des Brechzentrums, was zur Linderung von Übelkeit und Erbrechen führen kann. In der Tat hat sich CBD als besonders effektiv bei der Verringerung der Übelkeit und Erbrechen im Zusammenhang mit Chemotherapie erwiesen.

Eine Studie aus dem Jahr 2016 untersuchte die Auswirkungen von CBD auf die Übelkeit und Erbrechen bei Patienten, die sich einer Chemotherapie unterzogen. Die Teilnehmer erhielten entweder eine Kombination aus THC und CBD oder ein Placebo. Die Studie ergab, dass die Kombination aus THC und CBD signifikant wirksamer bei der Verringerung von Übelkeit und Erbrechen war als das Placebo.

Es gibt auch Hinweise darauf, dass CBD bei der Verringerung von Übelkeit und Erbrechen im Zusammenhang mit anderen Erkrankungen wie Morbus Crohn und Colitis ulcerosa helfen kann. Eine Studie aus dem Jahr 2013 untersuchte die Auswirkungen von CBD auf Ratten mit Darmentzündungen. Die Studie ergab, dass CBD signifikant die Schwere der Symptome reduzierte, einschließlich Übelkeit und Erbrechen.

Es ist wichtig zu beachten, dass CBD bei der Verringerung von Übelkeit und Erbrechen als Ergänzung zu anderen Behandlungen verwendet werden sollte. Wenn du anhaltende Übelkeit und Erbrechen hast, solltest du dich an einen Arzt wenden, um die zugrunde liegende Ursache zu untersuchen und eine angemessene Behandlung zu erhalten.

## Andere potenzielle Vorteile von CBD

CBD hat eine Vielzahl von potenziellen Vorteilen, die in verschiedenen Studien untersucht wurden. In diesem Kapitel werde ich einige der anderen möglichen Vorteile von CBD besprechen.

Eine vielversprechende Anwendung von CBD ist seine potenzielle Wirkung auf das Herz-Kreislauf-System. Es wurde gezeigt, dass CBD den Blutdruck senken kann und auch helfen kann, Entzündungen im Herzen zu reduzieren. Eine Studie aus dem Jahr 2017 zeigte, dass CBD die Schäden an den Blutgefäßen reduzierte, die durch einen hohen Blutzuckerspiegel verursacht wurden. Eine weitere Studie aus dem Jahr 2018 ergab, dass CBD die Schädigung des Herzmuskels reduzierte, die durch einen Herzinfarkt verursacht wurde. Allerdings ist hier noch weitere Forschung erforderlich, um zu klären, wie genau CBD auf das Herz-Kreislauf-System wirkt und welche Dosen und Formen der Einnahme am besten geeignet sind.

CBD hat auch das Potenzial, bei der Behandlung von Diabetes zu helfen. Eine Studie aus dem Jahr 2016 ergab, dass CBD die Insulinproduktion und den Blutzuckerspiegel bei Mäusen regulieren konnte. Eine weitere Studie aus dem Jahr 2018 zeigte, dass CBD Entzündungen im Bauchspeicheldrüsengewebe reduzierte und die Insulinproduktion erhöhte. Auch hier ist jedoch weitere Forschung erforderlich, um zu bestimmen, wie wirksam CBD bei der Behandlung von Diabetes beim Menschen sein kann.

Weitere potenzielle Anwendungen von CBD sind die Behandlung von Suchterkrankungen und psychischen Erkrankungen wie Schizophrenie und Epilepsie. Eine Studie aus dem Jahr 2019 ergab, dass CBD helfen könnte, den Alkoholkonsum und die Rückfälle bei Alkoholabhängigkeit zu reduzieren. Eine andere Studie aus dem Jahr 2018 zeigte, dass CBD die Symptome von Schizophrenie reduzieren und die kognitive Funktion verbessern kann. Und es gibt auch immer mehr Beweise dafür, dass CBD bei der Behandlung von Epilepsie und anderen Anfallsstörungen wirksam sein kann.

Schließlich gibt es auch Hinweise darauf, dass CBD bei der Behandlung von Krebs und anderen ernsthaften Erkrankungen helfen könnte. Eine Studie aus dem Jahr 2018 ergab, dass CBD dazu beitragen kann, das Wachstum von Tumorzellen zu hemmen und die Ausbreitung von Krebszellen zu verlangsamen. Eine andere Studie aus dem Jahr 2019 zeigte, dass CBD das Wachstum von Brustkrebszellen hemmen kann.

Es ist wichtig zu betonen, dass diese potenziellen Vorteile von CBD noch weitere Forschung erfordern, um vollständig zu verstehen, wie und warum CBD auf den Körper wirkt. Es ist auch wichtig zu beachten, dass CBD nicht als Ersatz für eine angemessene medizinische Behandlung verwendet werden sollte. Wenn du eine Erkrankung hast, solltest du immer einen Arzt aufsuchen und dich nicht nur auf CBD verlassen, um deine Symptome zu behandeln.

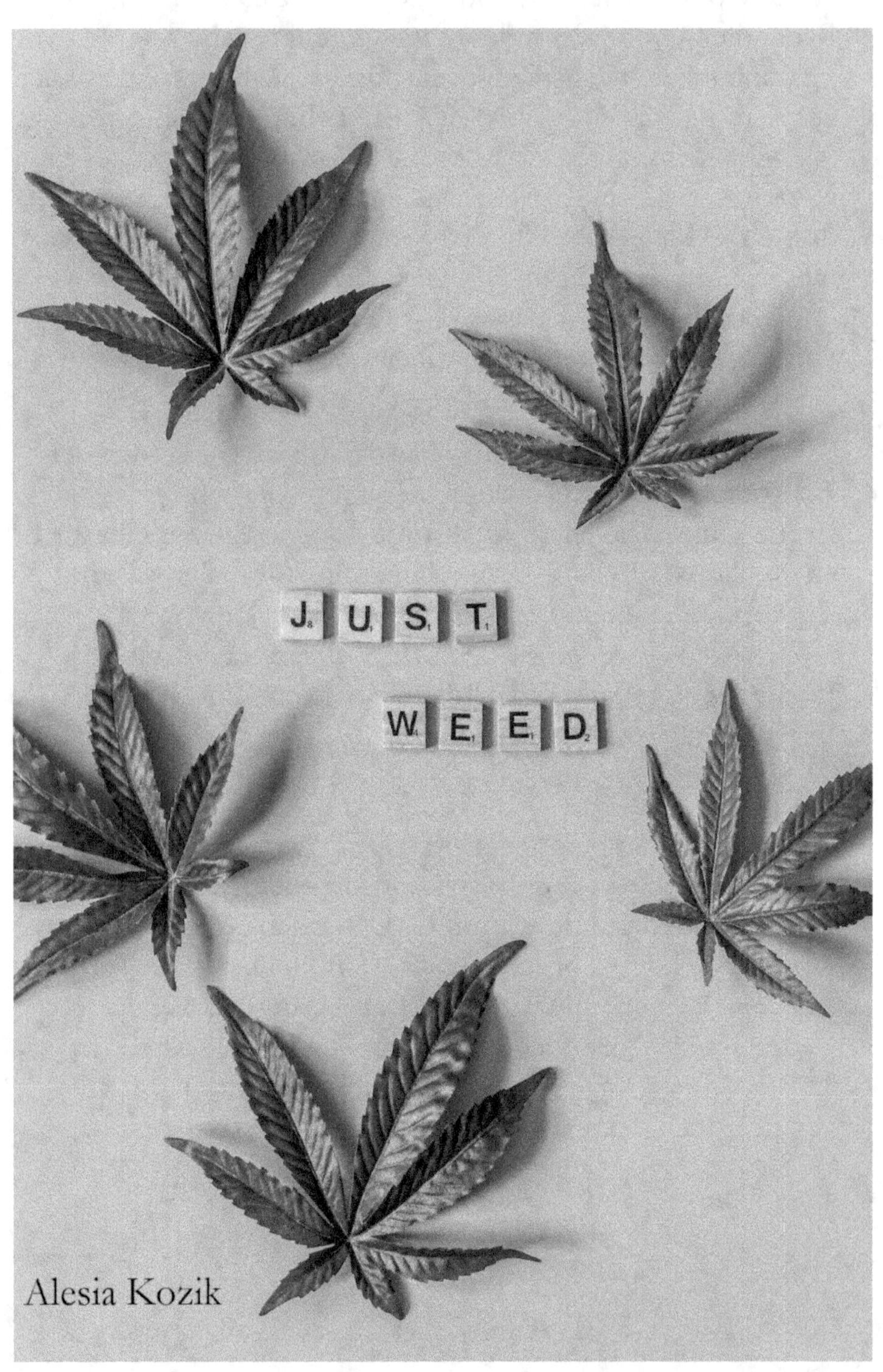

JUST
WEED
Alesia Kozik

# CBD für verschiedene Gesundheitsbedingungen

## Einführung in die Anwendung von CBD für verschiedene Gesundheitsbedingungen

Wenn es um die Verwendung von CBD geht, gibt es viele mögliche Anwendungen, aber es kann schwierig sein zu wissen, wo man anfangen soll. In diesem Kapitel werde ich dir einen Überblick darüber geben, wie CBD bei verschiedenen Gesundheitsbedingungen angewendet werden kann.

CBD wird für eine Vielzahl von Bedingungen untersucht, darunter Schmerzen, Angstzustände, Depressionen, Epilepsie, Parkinson, Multiple Sklerose und Krebs. Jeder dieser Zustände hat spezifische Symptome, die von Person zu Person unterschiedlich sein können, und es gibt keine einheitliche Dosierung oder Einnahmeempfehlung für CBD. Es ist wichtig zu beachten, dass CBD nicht als Heilmittel für diese Bedingungen angesehen werden sollte, sondern als ein Hilfsmittel, das in Verbindung mit anderen Behandlungen und Änderungen des Lebensstils verwendet werden kann.

Wenn es um Schmerzen geht, kann CBD in verschiedenen Formen angewendet werden, wie Öl, Salbe oder Lotion. Es wurde gezeigt, dass CBD Entzündungen reduziert, was bei Schmerzen hilfreich sein kann. Eine Studie ergab, dass Patienten mit chronischen Schmerzen, die CBD einnahmen, eine signifikante Reduktion ihrer Schmerzintensität und eine Verbesserung ihrer Schlafqualität aufwiesen.

Für Angstzustände und Depressionen gibt es auch vielversprechende Hinweise darauf, dass CBD helfen kann.

In einer Studie wurde festgestellt, dass CBD bei Patienten mit sozialer Angststörung eine Verringerung der Angstsymptome bewirkte. Eine andere Studie ergab, dass CBD bei Patienten mit Depressionen dazu beitragen kann, das Auftreten von negativen Gedanken zu reduzieren.

Für Epilepsie-Patienten gibt es bereits ein zugelassenes Medikament namens Epidiolex, das CBD enthält. Es wurde für die Behandlung von zwei seltenen Formen der Epilepsie zugelassen und hat sich als wirksam erwiesen. In einer klinischen Studie zeigten Patienten, die Epidiolex einnahmen, eine signifikante Verringerung der Anzahl der Anfälle.

Parkinson-Patienten haben auch von der Verwendung von CBD profitiert. Eine Studie ergab, dass CBD das Auftreten von Parkinson-Symptomen wie Tremor und Unruhe reduzieren kann.

Menschen mit Multipler Sklerose haben ebenfalls positive Ergebnisse durch die Verwendung von CBD gezeigt. Es wurde gezeigt, dass CBD die Spastizität reduziert, die für viele MS-Patienten ein großes Problem darstellt. Eine Studie ergab, dass CBD die Muskelsteifigkeit und -schmerzen bei MS-Patienten signifikant reduzierte.

In Bezug auf Krebs haben Studien gezeigt, dass CBD dazu beitragen kann, Übelkeit und Erbrechen zu reduzieren, die durch Chemotherapie verursacht werden. Es gibt auch Hinweise darauf, dass CBD das Wachstum von Krebszellen hemmen kann, aber weitere Forschung ist erforderlich, um dies zu bestätigen.

Dies sind nur einige Beispiele für die Verwendung von CBD

bei verschiedenen Gesundheitsbedingungen. Mehr Infos folgen in den nächsten Kapiteln.

## CBD und Schmerzen

CBD hat das Potenzial, Schmerzen zu lindern, und wird in vielen Studien als vielversprechende Behandlungsmöglichkeit für verschiedene Arten von Schmerzen untersucht. Schmerzen können durch eine Vielzahl von Erkrankungen und Zuständen verursacht werden, wie beispielsweise chronische Schmerzen aufgrund von Arthritis oder Fibromyalgie, neuropathische Schmerzen aufgrund von Nervenschäden, Schmerzen aufgrund von Krebs oder Chemotherapie sowie Schmerzen aufgrund von Verletzungen oder Operationen.

CBD interagiert mit unserem Endocannabinoid-System, das eine wichtige Rolle bei der Schmerzempfindung spielt. Es kann helfen, Schmerzen zu lindern, indem es Entzündungen reduziert und den Schmerzrezeptor blockiert. Es kann auch die Schmerzwahrnehmung beeinflussen, indem es die Neurotransmitter beeinflusst, die an der Übertragung von Schmerzsignalen beteiligt sind.

Eine Studie aus dem Jahr 2018, die im Journal of Headache and Pain veröffentlicht wurde, untersuchte die Auswirkungen von CBD auf Menschen mit Migräne. Die Studie ergab, dass CBD als prophylaktische Behandlung für Migräne wirksam sein kann, da es die Häufigkeit von Migräneanfällen reduziert und die Schmerzen während eines Anfalls lindert.

Eine andere Studie aus dem Jahr 2015 untersuchte die Auswirkungen von Sativex, einem Medikament, das THC und CBD enthält, auf Menschen mit multipler Sklerose. Die Studie ergab, dass Sativex Schmerzen bei Menschen mit multipler Sklerose signifikant reduzierte und ihre Schlafqualität verbesserte.

CBD kann auch bei der Behandlung von neuropathischen Schmerzen, die durch Nervenschäden verursacht werden, hilfreich sein. Eine Studie aus dem Jahr 2019, die im Journal of Pain Research veröffentlicht wurde, ergab, dass CBD die Schmerzen bei Patienten mit neuropathischen Schmerzen reduzieren kann, die auf andere Behandlungsmöglichkeiten nicht ansprachen.

CBD ist auch eine vielversprechende Behandlungsmöglichkeit für Schmerzen im Zusammenhang mit Krebs. Eine Studie aus dem Jahr 2010, die im Journal of Pain and Symptom Management veröffentlicht wurde, ergab, dass CBD den Schmerz bei Patienten mit fortgeschrittenem Krebs signifikant reduzierte, die auf andere Schmerzmittel nicht ansprachen.

Es ist jedoch wichtig zu beachten, dass CBD keine universelle Lösung für Schmerzen ist und dass die Auswirkungen von CBD auf Schmerzen von Person zu Person unterschiedlich sein können.

## CBD und Angstzustände

Angstzustände können sehr unangenehm sein und Auswirkungen auf verschiedene Aspekte deines Lebens haben. Sie können deine Arbeit, Beziehungen und allgemeine Lebensqualität beeinträchtigen. Viele Menschen suchen nach natürlichen Wegen, um ihre Symptome zu lindern, und CBD wird zunehmend als mögliche Lösung in Betracht gezogen. In diesem Kapitel werde ich dir erklären, wie CBD zur Linderung von Angstzuständen beitragen kann.

Zunächst einmal ist es wichtig zu verstehen, was Angstzustände sind. Sie treten auf, wenn dein Körper in eine Überlebensreaktion gerät, die oft als "Kampf oder Flucht" bezeichnet wird. Wenn dein Gehirn glaubt, dass eine Bedrohung besteht, setzt es eine Flut von Hormonen frei, darunter Adrenalin und Cortisol. Diese Hormone erhöhen deine Herzfrequenz, deine Atmung und deine Muskelspannung, um dich darauf vorzubereiten, entweder zu kämpfen oder zu fliehen. Während dieser Reaktion kann Angst auftreten. Wenn die Bedrohung jedoch nicht tatsächlich physisch ist, kann es schwierig sein, diese Reaktion zu stoppen, was zu anhaltenden Angstzuständen führen kann.

Eine Möglichkeit, Angstzustände zu lindern, besteht darin, diese Überlebensreaktion des Körpers zu unterbrechen oder zu mildern. CBD hat das Potenzial, dies zu tun, indem es mit dem Endocannabinoidsystem (ECS) interagiert, einem komplexen Netzwerk von Rezeptoren und Neurotransmittern, das für eine Vielzahl von Körperfunktionen verantwortlich ist, einschließlich der Regulation von Stimmung, Appetit und Schlaf. CBD hat eine affinität zu CB1-Rezeptoren im zentralen Nervensystem, die für die Regulation von Angst und Stimmung verantwortlich sind. Eine klinische Studie aus dem Jahr 2019 ergab, dass CBD die Aktivität in Bereichen des Gehirns reduziert, die für die Bewertung von Bedrohungen und das Auslösen von Angst verantwortlich sind.

Es gibt auch Hinweise darauf, dass CBD das Niveau des Stresshormons Cortisol im Körper senken kann. Eine Studie aus dem Jahr 2019 ergab, dass CBD die Produktion von Cortisol reduzierte und die Teilnehmer in der Studie angaben, dass sie sich weniger gestresst fühlten. Dies könnte dazu beitragen, die Überlebensreaktion des Körpers auf Bedrohungen zu mildern.

Es ist jedoch wichtig zu beachten, dass nicht alle Studien positive Ergebnisse gezeigt haben. Einige Untersuchungen ergaben, dass CBD bei einigen Menschen tatsächlich Angstzustände verschlimmern kann. Es ist unklar, warum dies der Fall ist, und weitere Forschung ist erforderlich, um die Auswirkungen von CBD auf Angstzustände besser zu verstehen.

## CBD und Schlafstörungen

Einer der größten Vorteile von CBD ist seine Fähigkeit, den Schlaf zu verbessern. Viele Menschen leiden unter Schlafstörungen, sei es durch Schlaflosigkeit, Schlafapnoe oder andere Ursachen. Wenn du zu diesen Menschen gehörst, könnte CBD eine natürliche Lösung sein, um dir zu helfen, besser zu schlafen.

Wie wir bereits besprochen haben, interagiert CBD mit dem Endocannabinoidsystem, welches an der Regulation des Schlaf-Wach-Zyklus beteiligt ist. Studien haben gezeigt, dass CBD bei der Behandlung von Schlafstörungen helfen kann, indem es die Gesamtschlafzeit verlängert und die Wahrscheinlichkeit von Durchschlafproblemen reduziert.

Einige Forschungsergebnisse legen nahe, dass CBD auch bei

der Behandlung von Schlafapnoe, einer häufigen Erkrankung, bei der es während des Schlafs zu Atemaussetzern kommt, hilfreich sein kann. Es wird angenommen, dass CBD die Entzündungen reduziert, die zu Atemproblemen führen können, was zu einer Verbesserung der Schlafqualität führen kann.

Wenn du CBD zur Verbesserung deines Schlafs verwenden möchtest, gibt es verschiedene Möglichkeiten, es einzunehmen. CBD-Öle und -Kapseln können eine gute Wahl sein, da sie einfach zu dosieren sind und in der Regel innerhalb von 20 bis 30 Minuten wirken. Es gibt auch spezielle CBD-Produkte, die speziell für den Schlaf entwickelt wurden, wie zum Beispiel CBD-Schlaf-Tropfen oder CBD-Schlaftabletten.

Wenn du dich für CBD-Öl entscheidest, solltest du es etwa 30 Minuten vor dem Schlafengehen einnehmen, um eine maximale Wirkung zu erzielen. Beginne mit einer niedrigen Dosis und erhöhe sie langsam, bis du die gewünschte Wirkung erreichst. Es ist wichtig, darauf zu achten, dass du hochwertige CBD-Produkte kaufst, um sicherzustellen, dass du eine wirksame und sichere Lösung für deine Schlafstörungen erhältst.

Es ist auch wichtig zu beachten, dass CBD nicht bei jedem gleich wirkt. Einige Menschen können eine schnelle Verbesserung ihrer Schlafstörungen erleben, während es bei anderen länger dauern kann, bis eine Wirkung eintritt. Wenn du regelmäßig CBD einnimmst und keine Verbesserung deiner Schlafqualität feststellst, solltest du mit einem Arzt sprechen, um andere Optionen zu diskutieren.

# CBD und Depressionen

Depressionen sind eine häufige psychische Erkrankung, die Millionen von Menschen auf der ganzen Welt betrifft. Die Symptome können sehr schwerwiegend sein und reichen von Traurigkeit und Hoffnungslosigkeit bis hin zu Gedanken an Suizid. Obwohl es viele Behandlungsmöglichkeiten gibt, sprechen nicht alle Patienten auf diese an oder erleben unangenehme Nebenwirkungen. Es gibt jedoch wachsende Beweise dafür, dass CBD eine vielversprechende Option zur Behandlung von Depressionen sein kann.

Wie wir bereits besprochen haben, kann CBD bei der Verbesserung der Stimmung helfen, indem es die Serotoninproduktion im Gehirn erhöht. Serotonin ist ein wichtiger Neurotransmitter, der an der Regulation der Stimmung beteiligt ist. Eine Studie aus dem Jahr 2014 ergab, dass CBD die Produktion von Serotonin im Gehirn stimulieren und dadurch die Stimmung verbessern kann. Darüber hinaus wurde in einer weiteren Studie aus dem Jahr 2018 festgestellt, dass CBD die Stimmung bei Menschen mit einer Angststörung verbessern kann, was ein häufiges Merkmal von Depressionen ist.

Es gibt auch Hinweise darauf, dass CBD eine entzündungshemmende Wirkung hat, die bei der Bekämpfung von Entzündungen im Gehirn helfen kann, die mit Depressionen in Verbindung gebracht werden. Eine Studie aus dem Jahr 2019 zeigte, dass CBD bei Ratten mit Depressionen eine entzündungshemmende Wirkung hatte und auch dazu beitragen konnte, ihre Stimmung zu verbessern.

In einer weiteren Studie aus dem Jahr 2018 wurde CBD bei

Patienten mit schwerer Depression als potenzielle
Behandlungsoption untersucht. Die Studie ergab, dass CBD
sicher und gut verträglich war und auch eine signifikante
Verbesserung der Symptome bewirkte. Obwohl weitere
Forschung in diesem Bereich erforderlich ist, sind die
Ergebnisse vielversprechend.

Es ist jedoch wichtig zu beachten, dass CBD allein keine
vollständige Behandlung für Depressionen ist. Eine
umfassende Behandlung erfordert in der Regel eine
Kombination aus verschiedenen Therapien und/oder
Medikamenten. Wenn du an Depressionen leidest, ist es
wichtig, mit einem qualifizierten Gesundheitsdienstleister zu
sprechen, um eine angemessene Behandlung zu erhalten.

Wenn du CBD zur Behandlung von Depressionen in
Betracht ziehst, ist es wichtig, eine qualitativ hochwertige
CBD-Produkt zu wählen. Achte darauf, dass das Produkt
von einer seriösen Marke stammt und dass es von einem
Drittlabor auf Reinheit und Potenz getestet wurde. Wie bei
jedem Supplement oder Medikament ist es auch hier wichtig,
die Dosierungsempfehlungen des Herstellers zu befolgen
und bei Bedarf mit einem qualifizierten
Gesundheitsdienstleister zu sprechen.

## CBD und Akne

Wenn es um Hautpflege geht, kann Akne eine der am
meisten belastenden Bedingungen sein. Akne ist eine
entzündliche Hauterkrankung, die durch eine
Überproduktion von Talg verursacht wird. Dies kann zu
verstopften Poren führen, die sich entzünden und zu Pickeln
und Mitessern führen können. Während es viele Produkte
gibt, die helfen können, Akne zu behandeln, können sie oft

teuer sein und eine Menge Chemikalien enthalten.

CBD ist eine natürliche Option, die bei der Behandlung von Akne helfen kann. Es wurde gezeigt, dass CBD eine entzündungshemmende Wirkung hat, was bedeutet, dass es Entzündungen im Körper reduzieren kann. Wenn es um Akne geht, kann CBD dazu beitragen, die Entzündung in den betroffenen Bereichen zu reduzieren und die Symptome zu lindern.

Eine Studie aus dem Jahr 2014 untersuchte die Wirkung von CBD auf Talgdrüsen und fand heraus, dass CBD in der Lage ist, die Talgproduktion zu hemmen. Dies ist ein wichtiger Faktor bei der Entstehung von Akne, da eine Überproduktion von Talg zu verstopften Poren und Entzündungen führen kann. Durch die Hemmung der Talgproduktion kann CBD dazu beitragen, das Auftreten von Akne zu reduzieren.

Eine weitere Studie aus dem Jahr 2016 untersuchte die Auswirkungen von CBD auf Entzündungen und fand heraus, dass es bei der Reduzierung von Entzündungen in verschiedenen Bereichen des Körpers wirksam ist. Obwohl diese Studie nicht speziell auf Akne abzielte, ist es wahrscheinlich, dass CBD auch bei der Reduzierung von Entzündungen im Zusammenhang mit Akne hilfreich ist.

CBD kann auch dazu beitragen, die Haut zu beruhigen und zu hydratisieren, was dazu beitragen kann, das Auftreten von Akne zu reduzieren. Wenn die Haut trocken ist, kann sie dazu neigen, mehr Talg zu produzieren, was das Auftreten von Akne verschlimmern kann.

Durch die Befeuchtung der Haut kann CBD dazu beitragen, die Talgproduktion zu regulieren und das Auftreten von Akne zu reduzieren.

Wenn es um die Anwendung von CBD zur Behandlung von Akne geht, gibt es eine Reihe von Optionen. Eine Möglichkeit besteht darin, topische CBD-Produkte zu verwenden, die auf die betroffenen Bereiche aufgetragen werden können. Es gibt auch CBD-Öle, die oral eingenommen werden können, um eine entzündungshemmende Wirkung im ganzen Körper zu erzielen.

## CBD und Entzündungen

Entzündungen sind ein wichtiger Teil der körpereigenen Abwehrreaktion, aber sie können auch ein Symptom vieler Krankheiten sein. Schmerzen, Schwellungen und Rötungen sind die typischen Anzeichen von Entzündungen, die durch eine Überproduktion von entzündungsfördernden Molekülen wie Zytokinen und Interleukinen ausgelöst werden.

CBD hat gezeigt, dass es ein potenzielles Mittel zur Verringerung von Entzündungen ist, indem es auf verschiedene Signalwege im Körper einwirkt. CBD kann die Produktion von entzündungsfördernden Molekülen hemmen und die Produktion von entzündungshemmenden Molekülen erhöhen.

Ein wichtiger Signalweg, auf den CBD einwirkt, ist das Endocannabinoidsystem (ECS) im Körper. Das ECS ist ein Netzwerk von Rezeptoren und Botenstoffen, das an der Regulierung von Funktionen wie Entzündungen, Schmerzen,

Stimmung und Appetit beteiligt ist. CBD interagiert mit den Rezeptoren des ECS und beeinflusst dadurch die Freisetzung von Neurotransmittern und Hormonen, die an der Entzündungsreaktion beteiligt sind.

Eine Studie aus dem Jahr 2012 untersuchte die Wirkung von CBD auf Entzündungen und Schmerzen bei Ratten. Die Forscher stellten fest, dass CBD die Entzündungsreaktionen bei den Tieren signifikant verringerte, indem es die Freisetzung von entzündungsfördernden Zytokinen hemmte.

Eine weitere Studie aus dem Jahr 2016 untersuchte die Wirkung von CBD auf entzündliche Hauterkrankungen wie Psoriasis. Die Forscher stellten fest, dass CBD die Entzündungsreaktionen im Hautgewebe verringerte, indem es die Aktivität bestimmter entzündungsfördernder Enzyme hemmte.

CBD hat auch gezeigt, dass es bei entzündlichen Darmerkrankungen wie Morbus Crohn und Colitis ulcerosa wirksam sein kann. Eine Studie aus dem Jahr 2011 ergab, dass CBD die Entzündung und Schäden im Darmgewebe bei Ratten verringerte, indem es die Freisetzung von entzündungsfördernden Molekülen hemmte.

Eine weitere Studie aus dem Jahr 2018 untersuchte die Wirkung von CBD auf Colitis ulcerosa bei Menschen. Die Forscher stellten fest, dass CBD die klinischen Symptome der Krankheit signifikant verringerte und die Entzündungsreaktionen im Darmgewebe reduzierte.

CBD kann auch bei der Linderung von Entzündungen im Zusammenhang mit neurodegenerativen Erkrankungen wie Alzheimer, Parkinson und Multipler Sklerose wirksam sein. Eine Studie aus dem Jahr 2015 ergab, dass CBD die Entzündungsreaktionen und Schäden im Gehirn bei Ratten mit Alzheimer verringerte.

Insgesamt deutet die Forschung darauf hin, dass CBD ein vielversprechendes Mittel zur Verringerung von Entzündungen sein kann.

## CBD und Übelkeit/Erbrechen

Wenn es um die Verwendung von CBD geht, gibt es viele potenzielle Vorteile, die es zu beachten gilt. Eine der vielversprechendsten Anwendungen von CBD ist die Linderung von Übelkeit und Erbrechen. In diesem Kapitel werden wir genauer darauf eingehen, wie CBD auf den Körper wirkt, um diese Symptome zu bekämpfen, sowie die aktuelle Forschungslage und mögliche Anwendungsmöglichkeiten.

Übelkeit und Erbrechen sind Symptome, die durch eine Vielzahl von Gesundheitszuständen ausgelöst werden können, darunter Krebs, Chemotherapie, Reisekrankheit, Schwangerschaft und viele andere. Es kann schwierig sein, diese Symptome effektiv zu behandeln, da herkömmliche Medikamente oft unerwünschte Nebenwirkungen haben und nicht immer wirksam sind. CBD hat sich jedoch als vielversprechende Alternative erwiesen.

CBD wirkt auf den Körper, indem es mit dem Endocannabinoid-System interagiert. Dieses System ist ein

Netzwerk von Rezeptoren und Neurotransmittern, das eine wichtige Rolle bei der Regulierung einer Vielzahl von Körperfunktionen spielt, darunter Stimmung, Appetit, Schmerzempfindung und Übelkeit. CBD wirkt auf dieses System, indem es die Rezeptoren aktiviert und die Freisetzung von Neurotransmittern reguliert, was zur Linderung von Übelkeit und Erbrechen beitragen kann.

Die Forschung zu CBD und Übelkeit/Erbrechen ist vielversprechend. Eine Studie aus dem Jahr 2011 ergab, dass CBD bei Ratten die Auswirkungen von Chemotherapie-induzierter Übelkeit und Erbrechen reduzierte. Eine weitere Studie aus dem Jahr 2014 ergab, dass CBD bei Patienten, die sich einer Chemotherapie unterzogen, Übelkeit und Erbrechen reduzieren konnte. Obwohl weitere Forschung notwendig ist, um die genauen Wirkmechanismen zu verstehen, scheint CBD ein vielversprechendes Mittel zur Linderung von Übelkeit und Erbrechen zu sein.

Es gibt verschiedene Möglichkeiten, CBD für die Linderung von Übelkeit und Erbrechen zu verwenden. Eine Möglichkeit ist die Verwendung von CBD-Ölen, die oral eingenommen oder in Lebensmitteln und Getränken verwendet werden können. Eine weitere Möglichkeit ist die Verwendung von CBD-Kapseln oder -Tabletten, die oral eingenommen werden können. Es gibt auch topische CBD-Produkte, die auf die Haut aufgetragen werden können, um Übelkeit und Erbrechen zu lindern.

Es ist wichtig zu beachten, dass die Dosierung von CBD für die Linderung von Übelkeit und Erbrechen je nach individuellem Bedarf variiert. Es ist ratsam, mit einer niedrigen Dosis zu beginnen und die Dosis langsam zu erhöhen, bis die gewünschte Wirkung erreicht wird. Es ist auch wichtig, mit einem qualifizierten Arzt zu sprechen, bevor man CBD für die Linderung von Übelkeit und Erbrechen verwendet, insbesondere wenn man andere Medikamente einnimmt oder schwanger ist.

## Andere Anwendungsbereiche von CBD

CBD, oder Cannabidiol, ist eine faszinierende Substanz mit einer Vielzahl von potenziellen Anwendungsbereichen. In diesem Kapitel werde ich einige dieser Anwendungsbereiche besprechen, die bisher nicht im Detail behandelt wurden.

Eine mögliche Anwendung von CBD, die in der Forschung untersucht wird, ist seine Wirkung auf das Herz-Kreislauf-System. Einige Studien haben gezeigt, dass CBD den Blutdruck senken und die Herzfrequenz reduzieren kann. Dies könnte möglicherweise eine vielversprechende Behandlungsoption für Menschen mit Bluthochdruck oder anderen Herz-Kreislauf-Erkrankungen sein. Allerdings sind weitere Studien notwendig, um diese Wirkungen zu bestätigen und zu klären, wie CBD genau auf das Herz-Kreislauf-System wirkt.

Eine weitere vielversprechende Anwendung von CBD ist seine Wirkung auf das Immunsystem. CBD hat immunmodulatorische Eigenschaften, was bedeutet, dass es die Funktion des Immunsystems beeinflussen kann. In Tierstudien wurde gezeigt, dass CBD Entzündungen reduzieren und das Immunsystem regulieren kann. Diese Wirkungen könnten bei der Behandlung von Autoimmunerkrankungen wie Multipler Sklerose und rheumatoider Arthritis von Nutzen sein.

CBD könnte auch bei der Behandlung von Suchterkrankungen eine Rolle spielen. Es gibt Hinweise darauf, dass CBD helfen könnte, die Entzugserscheinungen bei Menschen mit Alkohol- oder Drogenabhängigkeit zu lindern. Eine Studie ergab, dass CBD die Angstzustände und Impulsivität bei Menschen mit einer Heroinsucht reduzieren konnte. Es sind jedoch weitere Studien notwendig, um diese Wirkungen zu bestätigen und zu klären, wie CBD genau auf die Entzugserscheinungen wirkt.

Eine weitere vielversprechende Anwendung von CBD ist seine mögliche Wirkung auf das Nervensystem. Es gibt Hinweise darauf, dass CBD bei der Behandlung von neurodegenerativen Erkrankungen wie Alzheimer und Parkinson von Nutzen sein könnte. In Tierstudien wurde gezeigt, dass CBD helfen kann, die Symptome dieser Erkrankungen zu lindern und die Entstehung von Nervenzellschäden zu reduzieren. Es sind jedoch weitere Studien notwendig, um diese Wirkungen zu bestätigen und zu klären, wie CBD genau auf das Nervensystem wirkt.

Eine weitere vielversprechende Anwendung von CBD ist seine Wirkung auf den Knochenstoffwechsel. In Tierstudien wurde gezeigt, dass CBD dazu beitragen kann, den Knochenaufbau zu fördern und die Knochenheilung zu beschleunigen. Dies könnte möglicherweise eine vielversprechende Behandlungsoption für Menschen mit Knochenerkrankungen wie Osteoporose sein. Allerdings sind weitere Studien notwendig, um diese Wirkungen zu bestätigen und zu klären, wie CBD genau auf den Knochenstoffwechsel wirkt.

## Einführung in die Anwendung von CBD für Tiere

Die Anwendung von CBD für Tiere wird immer beliebter, da immer mehr Tierbesitzer die potenziellen Vorteile von CBD für ihre Haustiere entdecken. Wenn Du darüber nachdenkst, CBD für Dein Tier zu verwenden, ist es wichtig, sich über die Anwendung, Dosierung und mögliche Vorteile und Risiken zu informieren.

CBD kann für Tiere auf ähnliche Weise wie für Menschen verwendet werden. Es gibt viele verschiedene Produkte auf dem Markt, die für Tiere geeignet sind, wie zum Beispiel Öle, Leckereien, Kapseln und Salben. Es ist wichtig, ein Produkt zu wählen, das speziell für Tiere formuliert wurde und keine Inhaltsstoffe enthält, die für Tiere giftig sein können.

Bei der Dosierung von CBD für Tiere gibt es keine universelle Regel, da jeder Hund oder jede Katze unterschiedlich ist. Die Dosierung hängt von Faktoren wie Gewicht, Alter, Gesundheitszustand und Schwere der Symptome ab. Es ist wichtig, mit einer niedrigen Dosis zu beginnen und sie langsam zu erhöhen, bis die gewünschten Ergebnisse erreicht werden.

Es gibt viele potenzielle Vorteile von CBD für Tiere, wie z. B. die Linderung von Angstzuständen, Schmerzen, Entzündungen und Hautproblemen. CBD kann auch helfen, die allgemeine Gesundheit und das Wohlbefinden von Haustieren zu verbessern. Einige Tierbesitzer berichten, dass CBD ihrem Haustier geholfen hat, besser zu schlafen und sich zu entspannen.

Es ist jedoch wichtig zu beachten, dass CBD für Tiere nicht für alle Haustiere geeignet ist und dass es möglicherweise Wechselwirkungen mit anderen Medikamenten gibt, die das Tier einnimmt. Es ist wichtig, mit einem Tierarzt zu sprechen, bevor man CBD für das eigene Haustier verwendet.

Insgesamt kann CBD eine vielversprechende Option sein, um die Gesundheit und das Wohlbefinden von Haustieren zu verbessern. Wenn Du darüber nachdenkst, CBD für Dein Tier zu verwenden, solltest Du Dich jedoch zuerst ausreichend informieren und mit einem Tierarzt sprechen, um sicherzustellen, dass es sicher und angemessen ist.

## CBD und Schmerzen bei Tieren

Wenn wir an Schmerzen bei Tieren denken, ist es oft schwierig zu wissen, wie wir helfen können. Schmerzen können durch verschiedene Faktoren wie Entzündungen, Verletzungen oder Krankheiten verursacht werden. Während es Tierärzte gibt, die Schmerzmittel verschreiben, können diese Medikamente unerwünschte Nebenwirkungen haben. Glücklicherweise gibt es eine natürliche Alternative in Form von CBD.

CBD kann Schmerzen auf verschiedene Arten lindern. Einer der Hauptmechanismen besteht darin, dass es Entzündungen reduziert, die oft Schmerzen verursachen. CBD kann auch helfen, die Schmerzwahrnehmung zu reduzieren, indem es auf das Endocannabinoidsystem (ECS) im Körper des Tieres wirkt. Das ECS ist ein komplexes Netzwerk von Rezeptoren und Botenstoffen, das verschiedene Funktionen im Körper reguliert, einschließlich Schmerzempfinden und Entzündungsreaktionen.

CBD kann auf verschiedene Arten verabreicht werden, um
Schmerzen bei Tieren zu lindern. Eine Möglichkeit besteht
darin, CBD-Öl zu verwenden, das direkt in den Mund des
Tieres oder über das Futter gegeben werden kann. Es gibt
auch topische CBD-Cremes, die auf die betroffene Stelle
aufgetragen werden können. Ein weiterer Vorteil von CBD
ist, dass es eine hohe Sicherheit aufweist und nicht süchtig
macht, im Gegensatz zu vielen verschreibungspflichtigen
Schmerzmitteln.

Es ist wichtig zu beachten, dass die richtige Dosierung von
CBD entscheidend ist, um maximale Wirksamkeit und
minimale Nebenwirkungen zu erzielen. Es ist ratsam, mit
niedrigen Dosen zu beginnen und die Dosierung allmählich
zu erhöhen, bis die optimale Dosis gefunden wird. Es wird
empfohlen, mit einem Tierarzt zu sprechen, der Erfahrung
mit CBD hat, um die richtige Dosierung für das spezifische
Tier und die spezifische Erkrankung zu bestimmen.

Insgesamt ist CBD eine vielversprechende Option zur
Linderung von Schmerzen bei Tieren, insbesondere für jene,
die aufgrund von Alter, Krankheit oder Verletzung leiden.
Mit seinen entzündungshemmenden und schmerzlindernden
Eigenschaften kann CBD eine sichere und natürliche
Alternative zu herkömmlichen Schmerzmitteln darstellen.

## CBD und Angst bei Tieren

CBD hat sich auch als nützlich für Haustiere erwiesen, die
unter Angstzuständen leiden. Angst kann bei Tieren viele
Ursachen haben, darunter schlechte Erfahrungen,
Trennungsangst oder sogar Umgebungsveränderungen wie
ein Umzug oder ein neues Haustier im Haus. Wenn ein Tier
unter Angst leidet, kann es zu unerwünschtem Verhalten wie

Aggression, Unsauberkeit, Hyperaktivität und sogar Selbstverletzung führen. Glücklicherweise kann CBD eine sichere und natürliche Möglichkeit sein, Angst bei Tieren zu behandeln.

Wie funktioniert CBD bei Angst bei Tieren?

Wie bei Menschen interagiert CBD mit dem Endocannabinoid-System von Tieren. Dieses System hilft bei der Aufrechterhaltung des Gleichgewichts im Körper und reguliert wichtige Prozesse wie Schmerzempfindung, Appetit und Stimmung. Indem CBD das Endocannabinoid-System beeinflusst, kann es dazu beitragen, die Stimmung und das Verhalten eines Tieres zu verbessern.

CBD kann auch helfen, Angstsymptome zu lindern, indem es den Spiegel des Stresshormons Cortisol reduziert. Bei chronischem Stress und Angstzuständen ist Cortisol oft im Überfluss vorhanden, was zu einer Überstimulation des Körpers führt. CBD kann die Cortisolproduktion senken und dadurch die Stressreaktion des Körpers reduzieren.

Was sagen die Studien über die Anwendung von CBD bei Tieren?

Es gibt immer mehr wissenschaftliche Studien, die die Anwendung von CBD bei Tieren untersuchen. Eine Studie aus dem Jahr 2019 untersuchte die Auswirkungen von CBD auf Hunde mit Angstzuständen im Zusammenhang mit Lärm. Die Ergebnisse zeigten,

dass CBD das Verhalten der Hunde signifikant verbesserte,

indem es die Anzahl der bellenden Hunde verringerte und die Herzfrequenz der Tiere senkte.

Eine weitere Studie aus dem Jahr 2018 untersuchte die Auswirkungen von CBD auf Katzen mit Angstzuständen, die durch eine Veränderung der Umgebung ausgelöst wurden. Die Ergebnisse zeigten, dass CBD das Verhalten der Katzen verbesserte, indem es die Anzahl der Symptome reduzierte, einschließlich Unsauberkeit, Inaktivität und Aggression.

Wie kann ich CBD bei meinem Tier anwenden?

Es ist wichtig, vor der Anwendung von CBD bei einem Haustier immer einen Tierarzt zu konsultieren, um sicherzustellen, dass es keine Wechselwirkungen mit anderen Medikamenten gibt und das die richtige Dosierung gewählt wird. Es gibt verschiedene Formen von CBD, die für Tiere verwendet werden können, darunter Öle, Leckereien und Kapseln. Öle können direkt in das Futter des Tieres gegeben oder auf das Fell aufgetragen werden, während Leckereien und Kapseln als Snacks oder in das Futter gemischt werden können.

## CBD und Schlaf bei Tieren

Wenn es um unsere pelzigen Freunde geht, sind wir immer auf der Suche nach Möglichkeiten, um ihre Gesundheit und ihr Wohlbefinden zu verbessern. Und wenn es um Schlafprobleme bei Tieren geht, kann CBD eine vielversprechende Option sein.

CBD wirkt auf das Endocannabinoid-System, das auch bei

Tieren vorhanden ist und eine Rolle bei der Regulierung verschiedener Körperfunktionen spielt. Darüber hinaus kann CBD auch Entzündungen reduzieren und Schmerzen lindern, was dazu beitragen kann, dass sich Tiere entspannter fühlen und besser schlafen können.

Einige Tierbesitzer haben CBD zur Behandlung von Schlafstörungen bei ihren Haustieren eingesetzt und positive Ergebnisse festgestellt. Wenn ein Tier beispielsweise Angst hat oder Schmerzen empfindet, die seinen Schlaf beeinträchtigen, kann CBD helfen, diese Symptome zu lindern und ihm zu einem ruhigeren Schlaf zu verhelfen.

Wenn du deinem Haustier CBD geben möchtest, ist es wichtig, eine angemessene Dosierung zu finden. Die Dosierung hängt von verschiedenen Faktoren ab, wie beispielsweise der Größe des Tieres, seinem Gewicht und dem Schweregrad seiner Symptome. Es ist auch wichtig, mit einem Tierarzt zu sprechen, bevor du deinem Haustier CBD gibst, um sicherzustellen, dass es sicher und geeignet ist.

Es gibt verschiedene Möglichkeiten, CBD an Tiere zu verabreichen, wie beispielsweise Öle, Leckereien und Kapseln. Einige Tiere bevorzugen eine Form gegenüber einer anderen, daher kann es eine gewisse Testphase erfordern, um herauszufinden, was für dein Haustier am besten funktioniert.

Während CBD bei vielen Tieren als sicher und wirksam angesehen wird, gibt es einige Faktoren, die bei der Anwendung von CBD bei Tieren zu berücksichtigen sind. Zum Beispiel können einige Tiere eine unerwünschte Reaktion auf CBD haben, insbesondere wenn sie zu viel davon einnehmen. Es ist wichtig, die Dosierung langsam zu erhöhen und das Tier sorgfältig zu beobachten, um sicherzustellen, dass es keine negativen Auswirkungen gibt.

Zusammenfassend lässt sich sagen, dass CBD eine vielversprechende Option für Tierbesitzer sein kann, die ihren Haustieren helfen möchten, besser zu schlafen. Wenn du jedoch CBD an dein Haustier geben möchtest, ist es wichtig, mit einem Tierarzt zu sprechen und eine angemessene Dosierung zu finden.

## CBD und andere Gesundheitsbedingungen bei Tieren

CBD kann nicht nur bei Schmerzen und Angstzuständen bei Tieren helfen, sondern es gibt auch viele andere Gesundheitsprobleme, bei denen CBD eine mögliche Behandlungsoption darstellt. In diesem Kapitel werde ich einige dieser Anwendungsbereiche genauer erläutern.

Einige der weiteren Gesundheitsprobleme, bei denen CBD hilfreich sein kann, sind:

Entzündungen: CBD hat entzündungshemmende Eigenschaften, die bei der Behandlung von Entzündungen im Körper von Tieren helfen können. Dies kann besonders bei chronischen Entzündungen, wie z.B. bei Arthritis oder entzündlichen Darmerkrankungen, von Vorteil sein.

Krampfanfälle: CBD hat antikonvulsive Eigenschaften und kann daher bei der Behandlung von Krampfanfällen bei Tieren, einschließlich Epilepsie, hilfreich sein. Es gibt einige vielversprechende Studien, die darauf hindeuten, dass CBD

eine effektive Alternative zu traditionellen Medikamenten
sein kann.


Krebs: Es gibt einige vielversprechende
Forschungsergebnisse, die darauf hindeuten, dass CBD bei
der Behandlung von Krebs bei Tieren helfen kann. Eine
Studie hat gezeigt, dass CBD das Wachstum von
Brustkrebszellen bei Mäusen hemmt. Während weitere
Forschung in diesem Bereich benötigt wird, sind die
Ergebnisse vielversprechend.


Hautprobleme: CBD kann auch bei der Behandlung von
Hautproblemen bei Tieren hilfreich sein, wie z.B. allergischen
Reaktionen, Hautentzündungen oder Juckreiz. CBD kann
sowohl oral als auch topisch angewendet werden und hat
entzündungshemmende Eigenschaften, die bei der
Behandlung von Hautproblemen helfen können.


Übelkeit und Erbrechen: CBD kann bei der Behandlung
von Übelkeit und Erbrechen bei Tieren hilfreich sein,
insbesondere wenn diese durch Chemotherapie oder andere
medizinische Behandlungen verursacht werden.


Es ist jedoch wichtig zu beachten, dass weitere Forschung in
diesen Bereichen erforderlich ist, um die Wirksamkeit von
CBD bei der Behandlung dieser Gesundheitsprobleme bei
Tieren zu bestätigen. Es ist auch wichtig, dass Sie immer
einen Tierarzt konsultieren, bevor Sie Ihrem Haustier CBD
geben, um sicherzustellen, dass es sicher und geeignet ist.


Insgesamt gibt es viele verschiedene Anwendungsbereiche
von CBD bei Tieren, die über Schmerzen und Angstzustände

hinausgehen. Während die Forschung in einigen dieser
Bereiche begrenzt ist, sind die Ergebnisse vielversprechend
und es ist möglich, dass CBD in der Zukunft eine wichtige
Rolle in der Tiermedizin spielen wird.


## Dosierung und Sicherheit bei der Verwendung

Wenn es um die Verwendung von CBD bei Tieren geht, ist
es wichtig, die richtige Dosierung und die Sicherheit zu
beachten. Es gibt einige wichtige Faktoren zu
berücksichtigen, bevor man mit der Verwendung von CBD
bei Tieren beginnt. In diesem Kapitel werde ich dir alles über
die richtige Dosierung und Sicherheit bei der Verwendung
von CBD bei Tieren erzählen.


Zunächst einmal ist es wichtig zu beachten, dass Tiere anders
auf CBD reagieren können als Menschen. Einige Tiere
benötigen möglicherweise höhere oder niedrigere Dosen als
andere, je nach ihrer Größe, ihrem Gewicht und ihrer
individuellen Reaktion auf das CBD. Es ist auch wichtig zu
beachten, dass verschiedene Tierarten unterschiedliche
Dosierungen benötigen können.


Bevor du mit der Verwendung von CBD bei deinem
Haustier beginnst, solltest du immer mit deinem Tierarzt
sprechen. Dein Tierarzt kann dir helfen, die richtige
Dosierung für dein Tier zu bestimmen und dir auch bei der
Überwachung möglicher Nebenwirkungen helfen.


Es gibt verschiedene Möglichkeiten, CBD bei Tieren
anzuwenden, darunter CBD-Öle, Kapseln, Leckerlis und
topische Cremes. Jede dieser Methoden erfordert eine andere
Dosierung, und es ist wichtig, die Anweisungen des

Herstellers genau zu befolgen.

Wenn du CBD-Öl verwendest, solltest du die Flasche vor jeder Anwendung gut schütteln, um sicherzustellen, dass das CBD gleichmäßig im Öl verteilt ist. Du solltest auch sicherstellen, dass du die genaue Menge an Öl verwendest, die für die Dosierung empfohlen wird.

Bei CBD-Leckerlis ist es wichtig, sicherzustellen, dass du die richtige Menge verwendest, die für die Größe deines Tieres empfohlen wird. Wenn du CBD-Kapseln verwendest, solltest du sicherstellen, dass du die Kapsel öffnest und das CBD-Pulver mit dem Futter deines Tieres vermischst.

Es ist auch wichtig, dass du bei der Verwendung von CBD bei deinem Haustier auf mögliche Nebenwirkungen achtest. Zu den möglichen Nebenwirkungen von CBD bei Tieren gehören Schläfrigkeit, Trockenheit im Mund, reduzierte Blutdruckwerte und Verdauungsprobleme.

Es ist wichtig, dass du bei der Verwendung von CBD bei deinem Haustier vorsichtig bist und die Dosierung langsam erhöhst, um sicherzustellen, dass dein Haustier keine unerwünschten Nebenwirkungen hat. Wenn du irgendwelche Nebenwirkungen bemerkst, solltest du die Verwendung von CBD sofort einstellen und deinen Tierarzt aufsuchen.

Zusammenfassend lässt sich sagen, dass die Dosierung und Sicherheit bei der Verwendung von CBD bei Tieren von großer Bedeutung sind. Es ist wichtig, die Dosierung genau zu befolgen und auf mögliche Nebenwirkungen zu achten. Bevor du mit der Verwendung von CBD bei deinem

Haustier beginnst, solltest du immer mit deinem Tierarzt sprechen und sicherstellen, dass du die Anweisungen des Herstellers genau befolgst.

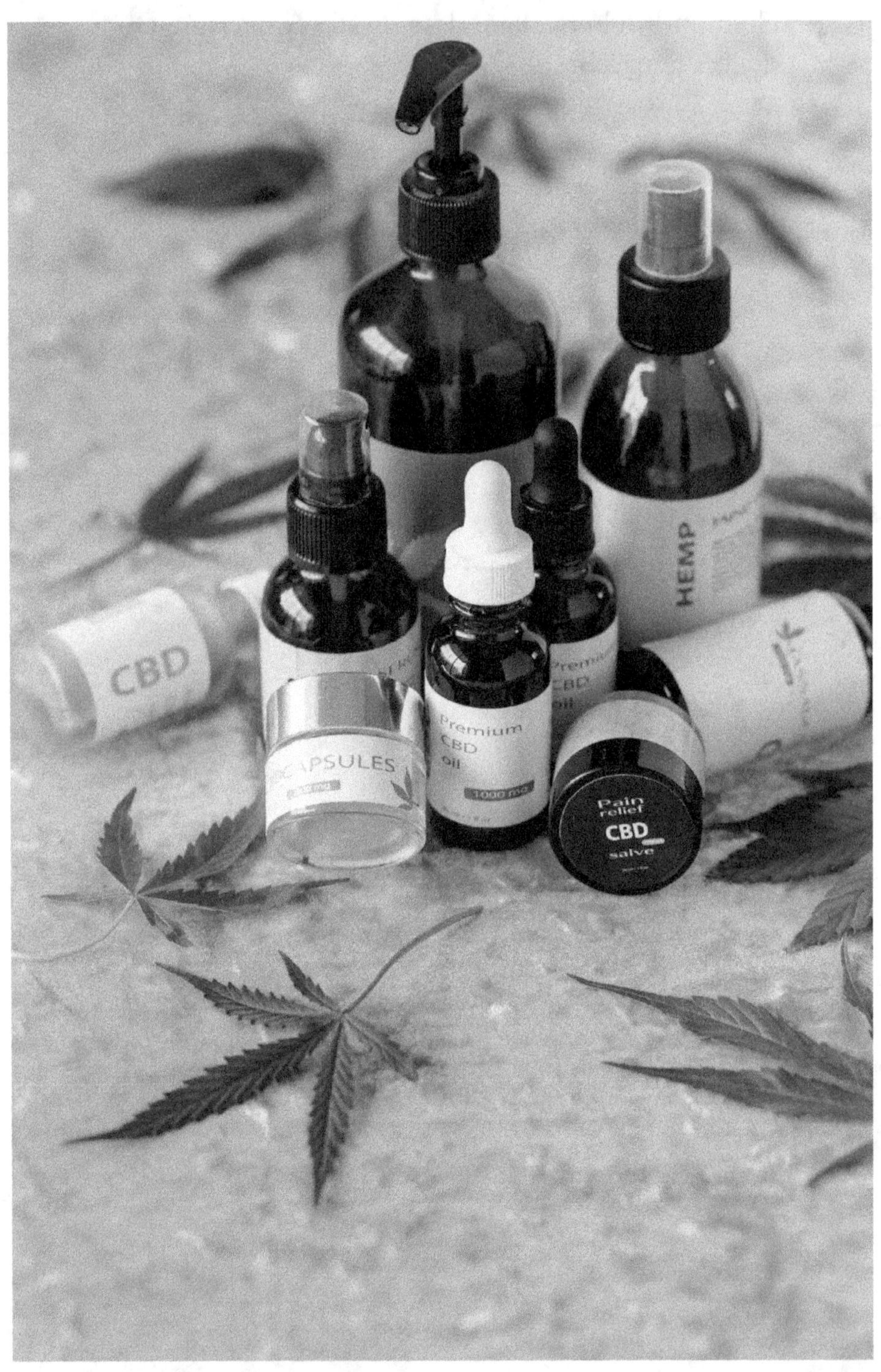


CBD
CAPSULES
Premium
CBD
oil
1000 mg
HEMP
Pain
relief
CBD
salve

# Wie wähle ich das richtige CBD-Produkt aus?

<u>Einführung in die Auswahl des richtigen CBD-Produkts</u>

CBD wird in verschiedenen Formen und Konzentrationen verkauft, was die Auswahl des richtigen Produkts schwierig machen kann. Die Wahl des richtigen Produkts hängt von verschiedenen Faktoren ab, wie beispielsweise dem Grund für die Anwendung von CBD, der Art des CBD-Produkts und der Dosis, die benötigt wird. In diesem Kapitel werde ich dir einige wichtige Faktoren erläutern, die du bei der Auswahl des richtigen CBD-Produkts berücksichtigen solltest.

Zunächst solltest du den Grund für die Anwendung von CBD berücksichtigen. Wenn du CBD zur Unterstützung deiner allgemeinen Gesundheit und deines Wohlbefindens einnehmen möchtest, kannst du ein CBD-Öl oder -Kapseln in Betracht ziehen. Wenn du jedoch spezifische Beschwerden hast, wie Schmerzen, Entzündungen oder Schlafprobleme, möchtest du möglicherweise ein Produkt verwenden, das speziell für diese Beschwerden entwickelt wurde.

Es ist auch wichtig, die Art des CBD-Produkts zu berücksichtigen. Es gibt verschiedene Arten von CBD-Produkten, wie zum Beispiel Öle, Kapseln, Tinkturen, Salben und Cremes. Jede Art von Produkt hat ihre eigenen Vor- und Nachteile, und es kann eine Weile dauern, bis du das Produkt findest, das am besten zu dir passt.

Ein weiterer wichtiger Faktor bei der Auswahl des richtigen CBD-Produkts ist die Dosis. Es ist wichtig, eine angemessene Dosis zu finden, um die gewünschten

Ergebnisse zu erzielen. Die richtige Dosis hängt von verschiedenen Faktoren ab, wie zum Beispiel dem Grund für die Anwendung von CBD, dem Körpergewicht und der individuellen Reaktion auf CBD. Es ist ratsam, mit einer niedrigeren Dosis zu beginnen und sie allmählich zu erhöhen, um festzustellen, wie dein Körper darauf reagiert.

Ein weiterer wichtiger Faktor bei der Auswahl des richtigen CBD-Produkts ist die Qualität des Produkts. Es gibt viele minderwertige CBD-Produkte auf dem Markt, daher ist es wichtig, ein hochwertiges Produkt von einem seriösen Hersteller zu wählen. Achte darauf, dass das Produkt aus Hanf hergestellt wurde, der nach biologischen Standards angebaut wurde, und dass es von einem unabhängigen Labor auf Qualität und Reinheit getestet wurde.

Es ist auch wichtig, die Gesetzgebung in deinem Land oder deiner Region in Bezug auf CBD zu berücksichtigen. CBD-Produkte sind in einigen Ländern oder Regionen illegal, während sie in anderen legal sind, aber möglicherweise strengen Vorschriften unterliegen. Stelle sicher, dass das von dir gewählte Produkt legal und sicher in deinem Land oder deiner Region ist.

## CBD-Isolat vs. Vollspektrum-CBD

CBD-Isolat und Vollspektrum-CBD sind zwei der am häufigsten verwendeten Arten von CBD-Produkten auf dem Markt. Beide haben unterschiedliche Vor- und Nachteile, und es ist wichtig, die Unterschiede zwischen ihnen zu verstehen, um das richtige Produkt für Deine spezifischen Bedürfnisse auszuwählen.

CBD-Isolat ist eine konzentrierte Form von reinem CBD, bei der alle anderen Bestandteile der Hanfpflanze, einschließlich THC, entfernt wurden. Es wird oft als weißes Pulver oder Kristalle verkauft und ist in der Regel geschmacks- und geruchlos. CBD-Isolat ist sehr vielseitig und kann in verschiedenen Formen verwendet werden, wie beispielsweise als Tinktur, in Kapseln oder in Lebensmitteln und Getränken.

Vollspektrum-CBD enthält hingegen eine breitere Palette von Verbindungen aus der Hanfpflanze, einschließlich anderer Cannabinoide wie THC, Terpene und Flavonoide. Diese Verbindungen arbeiten zusammen, um das sogenannte Entourage-Effekt zu erzeugen, bei dem sie synergistisch wirken und dadurch möglicherweise effektiver sind als isolierte CBD-Produkte. Vollspektrum-CBD ist oft als Öl erhältlich und kann auch in Tinkturen, Kapseln oder Topika verwendet werden.

Es ist wichtig zu beachten, dass Vollspektrum-CBD-Produkte aufgrund des Vorhandenseins von THC in geringen Mengen möglicherweise psychoaktive Wirkungen haben können. Diese Wirkungen sind normalerweise mild, aber es ist wichtig, die lokale Gesetzgebung zu berücksichtigen, da der THC-Gehalt von Produkt zu Produkt unterschiedlich sein kann.

Die Wahl zwischen CBD-Isolat und Vollspektrum-CBD hängt von Deinen spezifischen Bedürfnissen und Vorlieben ab. Wenn Du empfindlich auf THC reagierst oder sichere CBD-Produkte benötigst, ist CBD-Isolat möglicherweise die bessere Wahl. Wenn Du jedoch die potenziell stärkeren Wirkungen von Vollspektrum-CBD erleben möchtest und

sich THC in Deinem Land legal verwenden lässt,
könnte dies eine gute Wahl sein.

## CBD-Öl vs. CBD-Kapseln vs. CBD-Salbe

CBD-Öl, CBD-Kapseln und CBD-Salben sind drei der
beliebtesten CBD-Produkte auf dem Markt. Jedes hat seine
eigenen Vor- und Nachteile und die Wahl des richtigen
Produkts hängt von deinen Bedürfnissen und Vorlieben ab.
In diesem Kapitel werde ich dir helfen, die Unterschiede
zwischen CBD-Öl, CBD-Kapseln und CBD-Salben zu
verstehen, damit du eine fundierte Entscheidung treffen
kannst.

CBD-Öl ist das bekannteste und beliebteste CBD-Produkt.
Es wird hergestellt, indem man CBD-Extrakt mit einem
Trägeröl wie Hanfsamenöl, Olivenöl oder Kokosnussöl
verdünnt. CBD-Öl wird normalerweise unter die Zunge
getropft und durch die Schleimhäute aufgenommen. Es kann
auch in Lebensmittel oder Getränke gemischt werden. CBD-
Öl hat den Vorteil, dass es schnell wirkt und einfach zu
dosieren ist. Es kann auch in verschiedenen Konzentrationen
und Geschmacksrichtungen gefunden werden, um den
Bedürfnissen und Vorlieben der Benutzer gerecht zu werden.

CBD-Kapseln sind eine bequeme und diskrete Möglichkeit,
CBD zu konsumieren. Sie enthalten eine genau dosierte
Menge an CBD und werden oral eingenommen, ähnlich wie
andere Nahrungsergänzungsmittel oder Medikamente. CBD-
Kapseln sind ideal für diejenigen, die den Geschmack von
CBD-Öl nicht mögen oder die Dosierung präziser
kontrollieren möchten. Der Nachteil von CBD-Kapseln ist,
dass sie länger brauchen, um zu wirken, da sie durch den
Verdauungstrakt gehen müssen, bevor sie in den

Blutkreislauf gelangen.

CBD-Salben oder topische Produkte sind eine weitere Option zur Verwendung von CBD. Diese Produkte werden auf die Haut aufgetragen und können zur Linderung von Schmerzen, Entzündungen und Hautproblemen wie Ekzemen oder Akne verwendet werden. CBD-Salben sind auch ideal für die lokale Anwendung bei Gelenk- oder Muskelschmerzen. Der Vorteil von topischen Produkten ist, dass sie gezielt auf bestimmte Stellen im Körper angewendet werden können und nicht systemisch wirken. Der Nachteil ist, dass sie in der Regel eine niedrigere Konzentration an CBD enthalten als Öle oder Kapseln, was sie weniger effektiv bei der Linderung von Stress und Angstzuständen macht.

Letztendlich hängt die Wahl zwischen CBD-Öl, CBD-Kapseln und CBD-Salben von deinen spezifischen Bedürfnissen und Vorlieben ab. Wenn du eine schnelle Wirkung wünschst, kann CBD-Öl die beste Option sein. Wenn du eine genau dosierte Menge an CBD benötigst, sind Kapseln ideal. Wenn du Schmerzen oder Entzündungen an einer bestimmten Stelle hast, ist eine topische Anwendung möglicherweise am besten. Es ist wichtig, auch auf die Konzentration des CBD-Produkts zu achten und sicherzustellen, dass es von einem seriösen Hersteller stammt und von einer unabhängigen Stelle auf Reinheit und Qualität getestet wurde.

## Qualität und Reinheit von CBD-Produkten

Wenn es um CBD-Produkte geht, ist die Qualität und Reinheit des Produkts von entscheidender Bedeutung, um sicherzustellen, dass man ein sicheres und effektives Produkt erhält. In diesem Kapitel werde ich dir einige wichtige Faktoren erklären, die du bei der Bewertung der Qualität und

Reinheit von CBD-Produkten berücksichtigen solltest.

Zunächst einmal ist es wichtig zu verstehen, dass die Herstellung von CBD-Produkten von entscheidender Bedeutung ist, um ein sicheres und qualitativ hochwertiges Produkt zu gewährleisten. Es gibt verschiedene Methoden zur Extraktion von CBD aus der Hanfpflanze, und jede Methode hat ihre eigenen Vor- und Nachteile. Eine der effektivsten und sichersten Methoden ist die $CO_2$-Extraktion, die eine hochwertige und reine CBD-Extraktionsmethode ist.

Ein weiterer Faktor, der die Qualität von CBD-Produkten beeinflussen kann, ist die Art der Hanfpflanze, aus der das CBD gewonnen wird. Es ist wichtig, dass das CBD aus einer Hanfpflanze gewonnen wird, die nachhaltig angebaut wurde und frei von Pestiziden und anderen schädlichen Chemikalien ist. Es gibt viele Unternehmen, die sich auf den Anbau von hochwertigem Hanf für CBD-Produkte spezialisiert haben, und es ist wichtig, Produkte von diesen vertrauenswürdigen Unternehmen zu kaufen.

Neben der Art der Hanfpflanze und der Extraktionsmethode ist auch die Reinheit des CBD-Extrakts von entscheidender Bedeutung. Ein hochwertiger CBD-Extrakt sollte frei von Verunreinigungen wie Schwermetallen, Pestiziden und anderen schädlichen Chemikalien sein. Es ist wichtig, dass das Unternehmen, von dem du dein CBD-Produkt kaufst, unabhängige Laborergebnisse bereitstellt, die die Reinheit und Qualität des Produkts bestätigen.

Ein weiterer Faktor, den man bei der Bewertung der Qualität von CBD-Produkten berücksichtigen sollte, ist die Art der Trägeröle oder Zutaten, die im Produkt verwendet werden.

Einige Unternehmen verwenden minderwertige Trägeröle oder Zutaten, die die Qualität des Produkts beeinträchtigen können. Es ist wichtig, dass das Unternehmen, von dem du dein CBD-Produkt kaufst, hochwertige Trägeröle und Zutaten verwendet, um sicherzustellen, dass das Produkt sicher und effektiv ist.

Zusammenfassend lässt sich sagen, dass es beim Kauf von CBD-Produkten wichtig ist, auf die Qualität und Reinheit des Produkts zu achten. Eine hochwertige CBD-Extraktionsmethode, eine nachhaltig angebaute Hanfpflanze, unabhängige Laborergebnisse, die die Reinheit und Qualität des Produkts bestätigen, sowie hochwertige Trägeröle und Zutaten sind alles wichtige Faktoren, die man berücksichtigen sollte, um sicherzustellen, dass man ein sicheres und effektives CBD-Produkt erhält.

## Labortests von CBD-Produkten

Wenn es um den Kauf von CBD-Produkten geht, ist es sehr wichtig, sicherzustellen, dass die Produkte von höchster Qualität und Reinheit sind. Eine Möglichkeit, dies sicherzustellen, ist durch Labortests.

In diesem Kapitel werde ich dir erklären, was Labortests sind, welche Arten von Tests durchgeführt werden und wie du sicherstellen kannst, dass die von dir gekauften Produkte getestet wurden.

Labortests sind eine wichtige Methode, um die Qualität und Reinheit von CBD-Produkten zu überprüfen. Durch diese Tests kann man feststellen, ob die Produkte frei von Schadstoffen wie Pestiziden, Schwermetallen und anderen

Verunreinigungen sind. Sie können auch helfen, die Konzentration von CBD und anderen Cannabinoiden im Produkt zu bestimmen.

Es gibt verschiedene Arten von Labortests, die durchgeführt werden können, um die Qualität und Reinheit von CBD-Produkten zu bestimmen. Einige der häufigsten Tests sind:

Potenztests: Diese Tests bestimmen die Konzentration von CBD und anderen Cannabinoiden im Produkt. Sie stellen sicher, dass das Produkt die auf der Verpackung angegebene Konzentration enthält.

Pestizidtests: Diese Tests stellen sicher, dass das Produkt frei von Pestiziden ist.

Schwermetalltests: Diese Tests stellen sicher, dass das Produkt frei von Schwermetallen wie Blei, Quecksilber und Cadmium ist.

Lösungsmittelrückständigkeitstests: Diese Tests stellen sicher, dass das Produkt frei von Lösungsmittelrückständen wie Butan und Ethanol ist, die bei der Extraktion von CBD verwendet werden können.

Es ist wichtig, sicherzustellen, dass die CBD-Produkte, die du kaufst, durch Labortests getestet wurden. Dies gibt dir die Gewissheit, dass das Produkt von hoher Qualität und Reinheit ist und keine schädlichen Substanzen enthält.

Du solltest immer nach CBD-Produkten suchen, die von unabhängigen Labors getestet wurden. Diese Labors sollten von einer unabhängigen Drittpartei akkreditiert sein, um sicherzustellen, dass die Ergebnisse zuverlässig sind.

Wenn du Labortests für ein bestimmtes CBD-Produkt sehen möchtest, solltest du den Hersteller kontaktieren und um eine Kopie der Testergebnisse bitten. Seriöse Hersteller werden diese Ergebnisse gerne teilen, um ihre Produkte zu validieren.

## Legalität von CBD-Produkten

Im Zusammenhang mit CBD-Produkten ist die Frage nach der Legalität ein wichtiger Aspekt. Es ist verständlich, dass manche Menschen Bedenken haben, wenn es um die Verwendung von CBD-Produkten geht. In diesem Kapitel werde ich dir ausführlich erklären, welche Regeln und Vorschriften für CBD-Produkte gelten und was das für dich und deinen vierbeinigen Freund bedeutet.

Zunächst einmal sollte klar sein, dass CBD-Produkte in vielen Ländern legal sind. Allerdings gibt es in einigen Ländern noch immer Einschränkungen oder Verbote, die sich auf CBD-Produkte beziehen. Es ist wichtig, die Gesetze und Vorschriften deines Landes oder Bundeslandes zu kennen, bevor du CBD-Produkte kaufst oder verwendest.

In den meisten Ländern, in denen CBD-Produkte legal sind, gibt es jedoch Einschränkungen in Bezug auf den THC-Gehalt. THC ist der psychoaktive Bestandteil von Cannabis, der für den Rauschzustand verantwortlich ist. Die meisten CBD-Produkte enthalten jedoch nur sehr geringe Mengen an THC, die den gesetzlichen Grenzwert nicht überschreiten. In vielen Ländern ist der gesetzliche Grenzwert für THC in CBD-Produkten 0,3%. Es ist jedoch wichtig zu beachten, dass die gesetzlichen Bestimmungen in Bezug auf THC-Grenzwerte je nach Land oder Bundesland variieren können.

In einigen Ländern ist es legal, CBD-Produkte zu kaufen und

zu verwenden, aber nicht unbedingt legal, sie zu verkaufen. In anderen Ländern ist der Verkauf von CBD-Produkten legal, solange sie den gesetzlichen Vorschriften entsprechen. Es ist daher wichtig, die Gesetze deines Landes oder Bundeslandes zu kennen, bevor du CBD-Produkte kaufst oder verkaufst.

In einigen Ländern sind CBD-Produkte nur auf ärztliche Verschreibung erhältlich. Dies bedeutet, dass du einen Tierarzt aufsuchen musst, um eine Verschreibung für CBD-Produkte zu erhalten. In anderen Ländern kannst du CBD-Produkte ohne ärztliche Verschreibung kaufen. Es ist jedoch wichtig zu beachten, dass die Qualität und Reinheit von CBD-Produkten, die ohne ärztliche Verschreibung erhältlich sind, möglicherweise nicht so hoch ist wie die von verschreibungspflichtigen Produkten.

In einigen Ländern gibt es auch Einschränkungen in Bezug auf die Verwendung von CBD-Produkten bei Tieren. In diesen Ländern ist es möglicherweise illegal, CBD-Produkte bei Tieren zu verwenden, oder es gibt Einschränkungen in Bezug auf die Dosierung oder die Art der Produkte, die verwendet werden dürfen. Es ist daher wichtig, die Gesetze deines Landes oder Bundeslandes zu kennen, bevor du CBD-Produkte bei deinem Haustier anwendest.

Es ist auch wichtig zu beachten, dass die Legalität von CBD-Produkten sich ändern kann. Es ist daher ratsam, sich regelmäßig über die aktuellen Gesetze und Vorschriften in Bezug auf CBD-Produkte zu informieren.

# Wie nutze ich CBD am besten?

## Einführung in die Verwendung von CBD

CBD ist ein vielseitiges Naturprodukt, das viele potenzielle gesundheitliche Vorteile hat und immer beliebter wird. In diesem Kapitel werde ich Dir eine Einführung in die Verwendung von CBD geben, damit Du die richtige Dosierung und die passenden Produkte für Deine Bedürfnisse finden kannst.

CBD wird aus der Hanfpflanze gewonnen und ist ein natürlich vorkommendes Cannabinoid, das im Endocannabinoid-System des Körpers wirkt. Das Endocannabinoid-System ist ein komplexes Netzwerk von Rezeptoren und Neurotransmittern, das eine wichtige Rolle bei der Regulierung verschiedener physiologischer Prozesse im Körper spielt, einschließlich Schmerzempfindung, Entzündungen, Stimmung und Schlaf.

Es gibt viele verschiedene Möglichkeiten, CBD zu konsumieren, einschließlich Ölen, Kapseln, Gummibärchen, Topika und mehr. Jede Art von Produkt hat ihre eigenen Vor- und Nachteile, je nachdem, warum Du CBD einnehmen möchtest und welche Art von Wirkung Du erzielen möchtest.

CBD-Öle sind eine der beliebtesten Möglichkeiten, CBD zu konsumieren, da sie eine schnelle und effektive Methode sind, um CBD in den Körper aufzunehmen. Diese Öle werden normalerweise in einer Trägerflüssigkeit wie Hanfsamenöl oder Kokosnussöl verdünnt und können entweder direkt in den Mund gegeben oder in Lebensmittel oder Getränke gemischt werden. CBD-Öle sind auch in verschiedenen Konzentrationen erhältlich, so dass Du die Dosierung genau auf Deine Bedürfnisse abstimmen kannst.

CBD-Kapseln sind eine weitere beliebte Option, da sie eine einfache Möglichkeit bieten, CBD in einer vordefinierten Dosierung zu konsumieren. Kapseln sind diskret und können einfach in einer Pillendose aufbewahrt werden, so dass sie auch unterwegs bequem eingenommen werden können.

CBD-Gummibärchen sind eine unterhaltsame und köstliche Art, CBD zu konsumieren, und werden oft in verschiedenen Geschmacksrichtungen und Dosierungen angeboten. Diese Gummibärchen eignen sich gut für diejenigen, die CBD in einer angenehmen und einfach zu dosierenden Form einnehmen möchten.

CBD-Topika wie Cremes, Lotionen und Salben sind ideal für die lokale Anwendung auf der Haut oder auf betroffenen Stellen, um Schmerzen oder Entzündungen zu lindern. Topika können auch helfen, Hautprobleme wie Akne oder Ekzeme zu lindern.

Es ist wichtig zu beachten, dass die Wirkung von CBD von Person zu Person unterschiedlich sein kann und dass es keine "richtige" Dosierung gibt. Die optimale Dosierung hängt von vielen Faktoren ab, einschließlich Deines Körpergewichts, Deiner individuellen Toleranz und der Art des CBD-Produkts, das Du verwendest. Es wird empfohlen, mit einer niedrigen Dosis zu beginnen und die Wirkung zu beobachten, bevor Du die Dosis erhöhst.

Insgesamt ist die Verwendung von CBD eine aufregende und vielversprechende Möglichkeit, verschiedene gesundheitliche Probleme zu behandeln und zu lindern.

Die Verwendung von CBD-Blüten hat mehrere Vorteile gegenüber anderen CBD-Produkten. Einer der Hauptvorteile ist die schnelle Wirkung. Wenn man CBD-Blüten raucht oder verdampft, wird das CBD schnell in die Lunge aufgenommen und gelangt schnell in den Blutkreislauf. Das bedeutet, dass die Wirkung innerhalb von Minuten einsetzen kann und schnell spürbar ist.

CBD-Blüten können auf verschiedene Arten konsumiert werden. Die gebräuchlichste Methode ist das Rauchen oder Verdampfen der Blüten. Wenn man jedoch nicht rauchen oder verdampfen möchte, gibt es auch andere Möglichkeiten, CBD-Blüten zu konsumieren. Man kann sie zum Beispiel zu Lebensmitteln oder Getränken hinzufügen, um eine CBD-reiche

Mahlzeit zu genießen.

## <u>Dosierung von CBD</u>

Die Dosierung von CBD hängt von vielen Faktoren ab, wie dem individuellen Körpergewicht, dem Grund für die Einnahme von CBD, der Art des Produkts und der Stärke des CBD-Extrakts. Es ist wichtig, die Dosierung sorgfältig zu überwachen, um die besten Ergebnisse zu erzielen.

Als allgemeine Richtlinie empfehle ich, mit einer niedrigen Dosierung zu beginnen und diese allmählich zu erhöhen, bis die gewünschten Ergebnisse erzielt werden. Für Erwachsene ist eine typische Anfangsdosis von 10-20 mg CBD pro Tag angemessen. Diese Dosis kann auf bis zu 50-100 mg pro Tag erhöht werden, je nach individuellen Bedürfnissen und Verträglichkeit.

Bei der Verwendung von CBD-Öl ist es wichtig, die Milligramm-Stärke des Produkts zu berücksichtigen. Ein typisches 30-ml-Fläschchen mit 1000 mg CBD-Öl enthält 33,3 mg CBD pro Milliliter. Wenn Sie beispielsweise 20 mg CBD pro Tag einnehmen möchten, benötigen Sie etwa 0,6 ml (ca. 12 Tropfen) des Öls.

Wenn Sie neu in der CBD-Anwendung sind, empfehle ich, mit niedrigeren Stärken zu beginnen und die Dosierung allmählich zu erhöhen, bis die gewünschten Ergebnisse erzielt werden. Es ist auch wichtig, sich an die Anweisungen des Herstellers zu halten und die empfohlene Dosierung nicht zu überschreiten.

Es ist auch erwähnenswert, dass die Art der Anwendung von CBD die Dosierung beeinflussen kann. Wenn Sie CBD-Öl sublingual (unter der Zunge) einnehmen, wird das CBD schneller in Ihren Körper aufgenommen als bei der Verwendung von CBD-Kapseln oder CBD-Lebensmitteln. Wenn Sie ein Produkt zum Einreiben auf die Haut auftragen, kann eine höhere Dosierung erforderlich sein, um die gleichen Ergebnisse zu erzielen wie bei der oralen Einnahme.

Schwangerschaft und Stillzeit sind Zeiten, in denen es am besten ist, auf CBD zu verzichten, da es noch nicht genügend Forschung gibt, um die Sicherheit von CBD während dieser Zeit zu gewährleisten. Personen, die blutverdünnende Medikamente einnehmen, sollten auch vorsichtig sein und die Verwendung von CBD mit ihrem Arzt besprechen, da CBD möglicherweise mit diesen Medikamenten interagieren kann.

Insgesamt ist es wichtig, mit einer niedrigen Dosis zu beginnen und die Dosierung allmählich zu erhöhen, um die besten Ergebnisse mit CBD zu erzielen. Es ist auch wichtig, sich an die Anweisungen des Herstellers zu halten und die empfohlene Dosierung nicht zu überschreiten. Wenn Sie Fragen zur Dosierung von CBD haben, wenden Sie sich an Ihren Arzt oder einen qualifizierten CBD-Experten.

## Verwendung von CBD-Öl

CBD-Öl ist eine der beliebtesten Formen von CBD-Produkten auf dem Markt und bietet eine Vielzahl von Vorteilen für die Gesundheit und das Wohlbefinden. In diesem Kapitel möchte ich dir eine Einführung in die Verwendung von CBD-Öl geben und wie es deinem Körper helfen kann.

Zunächst einmal ist es wichtig zu verstehen, was CBD-Öl eigentlich ist. CBD-Öl ist ein Ölextrakt, der aus der Hanfpflanze gewonnen wird. Es enthält Cannabidiol (CBD) sowie andere Verbindungen, die in der Hanfpflanze vorkommen, wie zum Beispiel andere Cannabinoide, Terpene und Flavonoide.

CBD-Öl wird oft als Nahrungsergänzungsmittel verwendet, um das allgemeine Wohlbefinden zu fördern. Es kann auch zur Linderung von Schmerzen, Entzündungen, Angstzuständen, Schlafstörungen und anderen Gesundheitsproblemen eingesetzt werden.

Wenn du CBD-Öl verwenden möchtest, gibt es einige wichtige Faktoren zu berücksichtigen, um sicherzustellen, dass du das beste Ergebnis erzielst. Hier sind einige Schritte, die du bei der Verwendung von CBD-Öl befolgen solltest:

Finde die richtige Dosierung: Die Dosierung von CBD-Öl hängt von verschiedenen Faktoren ab, wie deinem Körpergewicht, deiner Körperchemie und dem Schweregrad deiner Symptome. Es ist wichtig, mit einer niedrigen Dosierung zu beginnen und langsam zu erhöhen, bis du die für dich optimale Dosierung gefunden hast.

Wähle das richtige Öl: Es gibt verschiedene Arten von CBD-Öl, die sich in ihrer Zusammensetzung unterscheiden. Es gibt Vollspektrum-CBD-Öle, die neben CBD auch andere Cannabinoide und Terpene enthalten, sowie CBD-Isolate, die nur reines CBD enthalten. Je nach deinen individuellen Bedürfnissen und Vorlieben solltest du das passende Öl wählen.

Überprüfe die Reinheit und Qualität des Öls: Es ist wichtig, nur hochwertige CBD-Öle zu verwenden, die auf ihre Reinheit und Qualität getestet wurden. Achte auf Marken, die ihre Produkte von unabhängigen Laboren testen lassen und deren Ergebnisse öffentlich zugänglich sind.

Nimm das Öl richtig ein: CBD-Öl kann auf verschiedene Arten eingenommen werden, wie zum Beispiel direkt unter der Zunge, in Kapsel- oder Pillenform oder durch Beimischung zu Lebensmitteln oder Getränken. Du solltest die für dich am besten geeignete Methode wählen und sicherstellen, dass du das Öl korrekt dosierst

Sei geduldig und konsequent: CBD-Öl kann einige Zeit benötigen, um seine Wirkung zu entfalten. Du solltest Geduld haben und das Öl konsequent einnehmen, um die besten Ergebnisse zu erzielen.


Zusammenfassend ist CBD-Öl ein nützliches und vielseitiges Produkt, das dazu beitragen kann, dein allgemeines Wohlbefinden zu verbessern. Wenn du CBD-Öl verwenden möchtest, solltest du sicherstellen


## <u>Verwendung von CBD-Kapseln</u>

CBD Kapseln sind eine großartige Alternative zu CBD-Öl, wenn Du den Geschmack von Hanf nicht magst oder eine diskrete Möglichkeit bevorzugst, CBD einzunehmen. CBD Kapseln enthalten eine genau dosierte Menge CBD in jeder Kapsel, was die Dosierung und Verwendung vereinfacht. In diesem Kapitel werde ich Dir alles erklären, was Du über die Verwendung von CBD Kapseln wissen musst.


Die meisten CBD Kapseln sind vegan und enthalten keine künstlichen Farbstoffe oder Aromen. Sie bestehen in der Regel aus CBD-Extrakt, Trägeröl und einer Kapselhülle aus pflanzlicher Cellulose. Die Kapseln sind in der Regel in verschiedenen Dosierungen erhältlich, um den individuellen Bedürfnissen gerecht zu werden.


Die Verwendung von CBD Kapseln ist sehr einfach. Du nimmst einfach die gewünschte Anzahl an Kapseln mit Wasser ein. Die Dosierung variiert je nach Person und Symptomen. Es ist jedoch empfehlenswert, mit einer niedrigen Dosierung zu beginnen und sie langsam zu erhöhen, bis Du die gewünschten Ergebnisse erzielst.

Beachte, dass es einige Zeit dauern kann, bis sich die Wirkung von CBD Kapseln bemerkbar macht. Gib Deinem Körper also Zeit, um auf das CBD zu reagieren.

Es ist auch wichtig zu beachten, dass CBD Kapseln auf nüchternen Magen eingenommen werden sollten, da dies die Absorption von CBD erhöht. Wenn Du die Kapseln nach einer Mahlzeit einnimmst, kann die Wirkung verzögert sein oder abgeschwächt werden.

CBD Kapseln eignen sich besonders gut für Menschen, die eine genaue Dosierung benötigen oder eine diskrete Möglichkeit bevorzugen, CBD einzunehmen. Sie sind auch ideal für Menschen, die viel unterwegs sind oder keine Zeit haben, um Öl unter die Zunge zu tropfen.

Wie bei allen CBD-Produkten solltest Du sicherstellen, dass Du CBD Kapseln von höchster Qualität kaufst. Achte auf Produkte, die von Dritten getestet wurden und Ergebnisse dieser Tests veröffentlicht haben. Informiere Dich auch über das Unternehmen, das die Kapseln herstellt, und wähle ein Unternehmen, das transparent über seine Herstellungsprozesse und Inhaltsstoffe informiert.

Insgesamt sind CBD Kapseln eine bequeme, diskrete und genaue Möglichkeit, CBD einzunehmen. Wenn Du CBD ausprobieren möchtest, aber den Geschmack von Hanföl nicht magst oder eine einfache Möglichkeit bevorzugst, CBD zu dosieren, sind CBD Kapseln eine großartige Option.

# Verwendung von CBD-Blüten

CBD-Blüten haben in den letzten Jahren immer mehr an Beliebtheit gewonnen und werden mittlerweile von vielen Menschen als Alternative zu CBD-Öl oder -Kapseln verwendet. Im Gegensatz zu anderen CBD-Produkten sind CBD-Blüten jedoch nicht legal in allen Ländern und es ist wichtig, die lokalen Gesetze und Vorschriften zu beachten.

CBD-Blüten werden aus Hanfpflanzen gewonnen, die speziell für ihren hohen CBD-Gehalt gezüchtet wurden. Sie enthalten auch andere Cannabinoide, Terpene und Flavonoide, die zusammen den sogenannten Entourage-Effekt erzeugen können. Der Entourage-Effekt beschreibt die synergetische Wirkung der verschiedenen Inhaltsstoffe, die zu einer stärkeren und effektiveren Wirkung beitragen können.

CBD-Blüten können auf verschiedene Arten konsumiert werden, einschließlich Rauchen, Verdampfen und als Tee zubereitet. Das Rauchen von CBD-Blüten ist die häufigste Methode und kann schnell und einfach durchgeführt werden. Allerdings kann das Rauchen von Blüten auch einige Nachteile haben, insbesondere für Menschen mit Atemwegserkrankungen. Eine Alternative ist das Verdampfen, bei dem die Blüten in einem Verdampfer erhitzt und der Dampf inhaliert wird. Das Verdampfen ist in der Regel schonender für die Lunge und kann auch eine effektivere Aufnahme von CBD ermöglichen.

CBD-Blüten können auch als Tee zubereitet werden, indem sie in heißem Wasser eingeweicht werden. Diese Methode kann eine sanftere Wirkung haben, da das CBD langsamer freigesetzt wird und der Körper mehr Zeit hat, es aufzunehmen. Darüber hinaus kann das Trinken von CBD-Tee eine beruhigende und entspannende Wirkung haben, die besonders bei Menschen mit Stress oder Angstzuständen beliebt ist.

Bei der Verwendung von CBD-Blüten ist es wichtig, auf die Qualität und Reinheit zu achten. Es ist ratsam, nur Produkte von seriösen Herstellern zu kaufen, die ihre Produkte in unabhängigen Labors testen lassen, um sicherzustellen, dass sie frei von Schadstoffen und Verunreinigungen sind. Es ist auch wichtig, die Dosierung zu beachten und mit einer kleinen Menge zu beginnen, um die Reaktion des Körpers zu testen.

Insgesamt kann die Verwendung von CBD-Blüten eine effektive und natürliche Möglichkeit sein, um von den potenziellen gesundheitlichen Vorteilen von CBD zu profitieren. Wenn du dich für die Verwendung von CBD-Blüten entscheidest, ist es jedoch wichtig, die richtige Methode und Dosierung zu finden, um die bestmöglichen Ergebnisse zu erzielen.

## Kombination von CBD

CBD kann auf verschiedene Arten eingenommen werden, und es ist auch möglich, es mit anderen Substanzen zu kombinieren. Eine solche Kombination kann die Wirkung von CBD verbessern oder ergänzen und möglicherweise sogar die Dosierung verringern. In diesem Kapitel werde ich dir einen Überblick über einige gängige Kombinationen von CBD mit anderen Substanzen geben.

CBD und Hanf

Eine der offensichtlichsten Kombinationen von CBD ist die mit Hanf. Hanf enthält nicht nur CBD, sondern auch viele andere Cannabinoide, Terpene und Flavonoide, die in Kombination eine synergistische Wirkung erzielen können. Dies wird als "Entourage-Effekt" bezeichnet. Das bedeutet, dass die Wirkung von CBD verstärkt oder verbessert wird, wenn es mit anderen Hanf-Komponenten kombiniert wird.

Es ist wichtig zu beachten, dass Hanfprodukte eine geringe Menge THC enthalten können, das psychoaktive Wirkung hat und in einigen Ländern illegal ist. Wenn du Hanfprodukte verwenden möchtest, solltest du sicherstellen, dass sie die gesetzlichen Anforderungen in deinem Land erfüllen und dass du das Risiko von THC-Konsum berücksichtigst.

CBD und Koffein

Viele Menschen kombinieren CBD und Koffein, da sie glauben, dass CBD die Aufregung und Nervosität, die durch Koffein verursacht werden können, mildern kann. Es gibt jedoch keine ausreichenden wissenschaftlichen Beweise dafür, dass diese Kombination eine bessere Wirkung erzielt als Koffein allein oder CBD allein. Einige Studien haben jedoch gezeigt, dass CBD die Wirkung von Koffein auf das zentrale Nervensystem modulieren kann.

CBD und Alkohol

CBD wird oft als eine Möglichkeit betrachtet, die Auswirkungen von Alkohol zu mildern. Eine Kombination von CBD und Alkohol kann jedoch zu einer verstärkten Wirkung von CBD und einem verringerten Alkoholrausch führen. Es ist jedoch wichtig zu beachten, dass Alkohol und CBD beide sedative Wirkungen haben und die Kombination dieser beiden Substanzen zu einer verstärkten Sedierung führen kann.

CBD und Nikotin

CBD und Nikotin können kombiniert werden, um die Wirkung von Nikotin zu mildern. CBD kann auch helfen, die Entzugserscheinungen bei der Raucherentwöhnung zu reduzieren. Es ist jedoch wichtig zu beachten, dass Rauchen schädlich für die Gesundheit ist, und dass die Kombination von CBD und Nikotin die schädlichen Auswirkungen des Rauchens nicht vollständig beseitigt.

CBD und andere Medikamente

Wenn du bereits Medikamente einnimmst, solltest du vor der Einnahme von CBD mit deinem Arzt sprechen, da CBD die Wirkung anderer Medikamente beeinflussen kann. CBD kann beispielsweise den Abbau von Medikamenten in der Leber hemmen und dadurch die Wirkung dieser Medikamente verstärken. Dies kann zu unerwünschten Wirkungen führen.

## **Wie CBD deine sportliche Leistung verbessern kann**

Sport ist eine großartige Möglichkeit, um deine Gesundheit zu verbessern, aber es kann auch anstrengend sein und dein Körper wird stark beansprucht. Es ist wichtig, dass du auf deinen Körper achtest und ihn unterstützt, um deine sportliche Leistung zu steigern und Verletzungen zu vermeiden. Eine Möglichkeit, dies zu tun, ist die Verwendung von CBD.

CBD hat viele potenzielle Vorteile für Sportler und Fitness-Enthusiasten. Eine Studie aus dem Jahr 2018, die im Journal of Sports Medicine and Physical Fitness veröffentlicht wurde, ergab, dass CBD die Regeneration nach dem Training beschleunigen und Entzündungen reduzieren kann. Es gibt auch Hinweise darauf, dass CBD Schmerzen lindern und die Schlafqualität verbessern kann, was für die Erholung nach dem Training entscheidend ist.

Eine weitere Möglichkeit, wie CBD deine sportliche Leistung verbessern kann, ist seine Fähigkeit, den Fokus zu verbessern. CBD kann Stress und Angst reduzieren, was dazu beitragen kann, dass du dich auf dein Training konzentrieren und dich besser auf deine Ziele fokussieren kannst.

Ein weiterer Vorteil von CBD ist seine Fähigkeit, den Blutdruck zu senken. Eine Studie aus dem Jahr 2017, die im Journal of Clinical Investigation veröffentlicht wurde, ergab, dass CBD den Blutdruck senken kann, was insbesondere für Sportler von Vorteil sein kann. Ein hoher Blutdruck kann dazu führen, dass das Herz härter arbeiten muss, um genügend Sauerstoff zu den Muskeln zu pumpen. Indem du deinen Blutdruck senkst, kann CBD dazu beitragen, dass dein Herz effizienter arbeitet und mehr Sauerstoff zu den Muskeln transportiert wird.

CBD kann auch dazu beitragen, die Muskelregeneration zu verbessern. Eine Studie aus dem Jahr 2015, die im Free Radical Biology and Medicine Journal veröffentlicht wurde, ergab, dass CBD eine antioxidative Wirkung hat und somit dazu beitragen kann, den Schaden durch freie Radikale zu reduzieren, der während des Trainings entsteht. Dies kann dazu beitragen, dass sich die Muskeln schneller erholen und sich schneller auf das nächste Training vorbereiten können.

Es gibt auch Hinweise darauf, dass CBD dazu beitragen kann, die Lungenfunktion zu verbessern. Eine Studie aus dem Jahr 2015, die im Frontiers in Pharmacology Journal veröffentlicht wurde, ergab, dass CBD dazu beitragen kann, die Bronchodilatation zu verbessern, was für Sportler von Vorteil sein kann, die an Asthma leiden oder Schwierigkeiten beim Atmen haben.

Wenn du CBD zur Verbesserung deiner sportlichen Leistung einnehmen möchtest, gibt es verschiedene Möglichkeiten, wie du es einnehmen kannst. CBD-Öl, -Kapseln und -Blüten können alle hilfreich sein, je nachdem, was du bevorzugst und welche Methode am besten für deine Bedürfnisse geeignet ist. Es ist jedoch wichtig, dass du die Dosierungsempfehlungen befolgst und sicherstellst, dass du hochwertige, sichere Produkte verwendest.

Insgesamt gibt es viele gute Gründe, warum du CBD in deine

Fitness-Routine integrieren solltest.

## CBD und Schmerzlinderung im Sport

Gerne gebe ich dir einen Überblick darüber, wie CBD bei der Schmerzlinderung im Sport helfen kann. CBD kann dabei helfen, Schmerzen und Entzündungen zu reduzieren, was es zu einem vielversprechenden Nahrungsergänzungsmittel für Sportler macht.

CBD wirkt auf das Endocannabinoidsystem (ECS) im Körper, das für die Regulierung von Schmerzen, Entzündungen und verschiedenen anderen Funktionen verantwortlich ist. Es kann den Schmerzrezeptoren des ECS helfen, Schmerzsignale im Körper zu reduzieren.

Schmerz ist oft ein Indikator für Entzündungen im Körper. Wenn du nach einem anstrengenden Training oder Sportereignis Schmerzen und Schwellungen hast, kann CBD helfen, indem es Entzündungen reduziert. CBD kann auch helfen, die Muskelregeneration zu verbessern und die Zeit zu verkürzen, die du brauchst, um dich von einer Verletzung zu erholen.

Ein weiterer Vorteil von CBD ist, dass es ein natürliches Mittel ist, das keine unerwünschten Nebenwirkungen hat. Im Gegensatz zu verschreibungspflichtigen Schmerzmitteln oder entzündungshemmenden Medikamenten, die oft schwerwiegende Nebenwirkungen haben können, ist CBD eine natürliche, sichere und effektive Alternative.

Wenn du dich für CBD zur Schmerzlinderung entscheidest,

ist es wichtig, das richtige Dosierung zu finden. Die optimale Dosierung hängt von verschiedenen Faktoren wie Körpergewicht, Stoffwechsel und der Schwere der Schmerzen ab. Es ist am besten, mit einer niedrigeren Dosierung zu beginnen und diese allmählich zu erhöhen, bis du die optimale Dosierung gefunden hast.

CBD kann auf verschiedene Arten eingenommen werden, wie zum Beispiel als Öl, Kapseln oder Topika. Einige Sportler bevorzugen eine topische Anwendung, da sie direkt auf den betroffenen Bereich aufgetragen werden kann. Andere bevorzugen eine orale Einnahme von CBD, da es schnell vom Körper aufgenommen wird.

Insgesamt kann CBD eine wertvolle Ergänzung für jeden Sportler sein, der nach einer sicheren und effektiven Methode zur Schmerzlinderung und Entzündungsreduzierung sucht. Es ist jedoch immer wichtig, mit einem Arzt zu sprechen, bevor man CBD einnimmt, um sicherzustellen, dass es keine Wechselwirkungen mit anderen Medikamenten gibt und dass es sicher für dich ist.

## CBD und Regeneration nach dem Training

Nach einem intensiven Training ist es wichtig, deinem Körper die nötige Zeit zur Regeneration zu geben, um Verletzungen und Schmerzen zu vermeiden und deine sportliche Leistung zu verbessern. Dabei kann CBD eine unterstützende Rolle spielen.

Eine Möglichkeit, CBD bei der Regeneration zu nutzen, ist die Anwendung auf die Haut. CBD-haltige Cremes und Salben können direkt auf die betroffenen Bereiche aufgetragen werden, um Schmerzen und Entzündungen zu lindern. CBD kann auch helfen, die Regeneration von Muskeln und Gewebe zu fördern, indem es die Durchblutung und den Sauerstofffluss in den betroffenen Bereichen erhöht.

Ein weiterer Ansatz ist die Verwendung von CBD-Öl. Es kann oral eingenommen werden oder sublingual, also unter die Zunge, getropft werden. Dadurch wird das CBD schnell in den Blutkreislauf aufgenommen und kann so gezielt auf die betroffenen Bereiche wirken. CBD kann helfen, Schmerzen zu lindern und Entzündungen zu reduzieren, was dazu beitragen kann, dass sich der Körper schneller erholt und regeneriert.

Es ist wichtig zu beachten, dass CBD allein nicht ausreicht, um eine schnelle Regeneration zu garantieren. Eine gesunde Ernährung, ausreichend Schlaf und Ruhe sind ebenfalls von großer Bedeutung. Darüber hinaus sollten Sportlerinnen und Sportler auf eine angemessene Trainingsintensität achten und sich ausreichend Zeit zur Regeneration geben.

Auch wenn es viele positive Berichte über die Verwendung von CBD bei der Regeneration gibt, gibt es bislang keine umfassenden klinischen Studien, die die Wirksamkeit und Sicherheit von CBD bei der Regeneration nach dem Training bestätigen. Es ist daher wichtig, dass du dich vor der Verwendung von CBD mit einem qualifizierten Arzt oder einem anderen medizinischen Fachpersonal berätst.

Zusammenfassend kann man sagen, dass CBD eine vielversprechende Option zur Unterstützung der Regeneration nach dem Training darstellt. Es kann helfen,

Schmerzen und Entzündungen zu lindern und die
Durchblutung und den Sauerstofffluss zu erhöhen, was zu
einer schnelleren Regeneration beitragen kann. Allerdings ist
es wichtig, dass CBD als Teil eines ganzheitlichen Ansatzes
zur Regeneration betrachtet wird und dass man sich vor der
Verwendung mit einem qualifizierten Arzt oder einem
anderen medizinischen Fachpersonal berät.

## CBD und Stressreduktion im Sport

Sport kann eine großartige Möglichkeit sein, um Stress
abzubauen. Allerdings kann es auch Momente geben, in
denen der Stresslevel hoch ist, wie zum Beispiel in
Wettkampfsituationen oder wenn du dich auf ein Ziel
konzentrierst. In solchen Fällen kann CBD eine nützliche
Ergänzung sein.

Stress kann sowohl körperlich als auch geistig sein und zu
einer Vielzahl von Symptomen führen, die deine sportliche
Leistung beeinträchtigen können. Dazu gehören
Muskelverspannungen, Schlafstörungen, Angstzustände,
Nervosität und Erschöpfung. CBD kann helfen, diese
Symptome zu lindern und somit deinen Stress zu reduzieren.

CBD kann auch helfen, Muskelverspannungen zu reduzieren,
die oft durch Stress verursacht werden. Indem es die
Durchblutung und den Sauerstofffluss zu den Muskeln
erhöht, kann es dabei helfen, dass sich die Muskeln
entspannen und erholen können.

Darüber hinaus kann CBD helfen, Schlafstörungen zu
behandeln, die oft durch Stress verursacht werden. Wenn du
gestresst bist, kann es schwierig sein, abends einzuschlafen

oder durchzuschlafen. CBD kann dabei helfen, den Schlafrhythmus zu regulieren und somit deine Schlafqualität zu verbessern.

Schließlich kann CBD auch dabei helfen, Angstzustände und Nervosität zu lindern, die oft mit stressigen Situationen verbunden sind. Es kann dir helfen, ruhiger und fokussierter zu bleiben, selbst wenn du unter Druck stehst.

## Wie man CBD für den Sport nutzt - Dosierung, Verabreichung und Empfehlungen

CBD hat das Potenzial, deine sportliche Leistung zu verbessern, Schmerzen zu lindern, die Regeneration zu fördern und Stress abzubauen. Doch wie nutzt man CBD für den Sport? In diesem Kapitel werde ich dir zeigen, wie du CBD für deine sportlichen Aktivitäten am besten nutzen kannst.

Zunächst einmal solltest du wissen, dass die Dosierung und Verabreichung von CBD sehr individuell ist. Es gibt keine allgemeine Empfehlung, die für alle gilt. Die richtige Dosierung hängt von verschiedenen Faktoren ab, wie zum Beispiel deinem Körpergewicht, deiner Toleranz gegenüber CBD, der Intensität deiner sportlichen Aktivitäten und dem gewünschten Effekt.

Wenn du neu in der Welt des CBD bist, solltest du mit einer niedrigen Dosis beginnen und diese allmählich erhöhen, bis du die gewünschten Ergebnisse erzielen. Eine typische Dosis für Anfänger liegt bei etwa 5-10 mg pro Tag. Wenn du bereits Erfahrung mit CBD hast, kannst du deine Dosis auf bis zu 50 mg pro Tag erhöhen. Es ist jedoch wichtig, dass du nicht zu viel nimmst, da eine Überdosierung unerwünschte Nebenwirkungen haben kann. Die Verabreichung von CBD kann auf verschiedene Arten erfolgen, darunter CBD-Öl, CBD-Kapseln, CBD-Cremes und Salben sowie CBD-Blüten. Die Wahl der richtigen Verabreichungsform hängt von deinen persönlichen Vorlieben und Bedürfnissen ab.

Wenn du zum Beispiel schnellwirkende Ergebnisse benötigst, sind CBD-Öle und -Kapseln eine gute Wahl, da sie schnell vom Körper aufgenommen werden. CBD-Cremes und Salben sind eine gute Wahl, wenn du lokale Schmerzen oder Entzündungen hast, da sie direkt auf die betroffene Stelle aufgetragen werden können. CBD-Blüten können geraucht oder verdampft werden und sind eine gute Wahl für Menschen, die den Geschmack von CBD-Öl nicht mögen.

Es gibt auch verschiedene CBD-Produkte, die speziell für Sportler entwickelt wurden. Diese Produkte können zusätzliche Inhaltsstoffe wie Koffein, B-Vitamine und Elektrolyte enthalten, die dazu beitragen können, deine sportliche Leistung zu verbessern.

## CBD und Dopingkontrollen im Sport - Ist CBD sicher für Athleten?

Als Athlet möchtest du sicherstellen, dass du alle Vorteile nutzen kannst, die CBD für deinen Körper und deine Leistung bringen kann. Aber es ist auch wichtig zu wissen, ob CBD für Athleten sicher ist und ob es bei Dopingkontrollen erlaubt ist. In diesem Kapitel möchte ich dir alle wichtigen Informationen dazu geben.

Zunächst einmal ist es wichtig zu verstehen, dass CBD nicht das gleiche ist wie THC, das psychoaktive Verbindungen in Marihuana enthält. CBD ist nicht psychoaktiv und hat keine berauschende Wirkung. Das bedeutet, dass du keine unerwünschten psychischen Effekte befürchten musst, wenn du CBD verwendest.

Allerdings ist es auch wichtig zu wissen, dass CBD-Produkte in der Regel nicht in Laboratorien getestet werden, die von der World Anti-Doping Agency (WADA) zugelassen sind. Obwohl CBD selbst kein verbotener Stoff in der Liste der WADA ist, besteht immer das Risiko, dass andere Substanzen in einem CBD-Produkt enthalten sind, die bei einer Dopingkontrolle zu einem positiven Ergebnis führen können.

Es ist auch möglich, dass einige CBD-Produkte Spuren von THC enthalten, die in Dopingtests erkannt werden können. Obwohl diese Spuren normalerweise sehr gering sind, kann es je nach der Menge an CBD, die du einnimmst, zu einem positiven Dopingtest kommen. Das ist ein wichtiger Punkt, den es bei der Verwendung von CBD-Produkten im Sport zu beachten gilt.

## Warum CBD ein wertvolles Supplement für Sportler sein kann

Zunächst einmal ist es wichtig zu verstehen, dass Sportler oft großen Belastungen ausgesetzt sind, die dazu führen können, dass ihr Körper aus dem Gleichgewicht gerät. Hier kann CBD ins Spiel kommen, denn es kann helfen, das körpereigene Gleichgewicht wiederherzustellen und den Körper bei der Bewältigung von Belastungen zu unterstützen.

CBD kann dabei helfen, die körperliche Leistungsfähigkeit zu verbessern, indem es den Körper bei der Regeneration unterstützt, Schmerzen lindert und die Entzündungsreaktionen im Körper reduziert. Darüber hinaus kann CBD auch dabei helfen, Stress und Angst zu reduzieren, was gerade für Wettkampfsportler von großer Bedeutung sein kann.

Ein weiterer Vorteil von CBD als Supplement für Sportler ist, dass es eine natürliche und schonende Alternative zu verschreibungspflichtigen Medikamenten darstellt. Während viele Sportler zur Schmerzlinderung oder zur Reduzierung von Entzündungen auf Medikamente zurückgreifen, die oft mit Nebenwirkungen verbunden sind, bietet CBD eine natürliche Alternative ohne die Risiken und Nebenwirkungen, die mit verschreibungspflichtigen Medikamenten einhergehen können.

Es ist jedoch wichtig zu beachten, dass CBD keine Wunderwaffe ist und nicht allein für den Erfolg eines Sportlers verantwortlich gemacht werden kann. Stattdessen sollte es als ein Teil eines ganzheitlichen Ansatzes zur Verbesserung der körperlichen Leistungsfähigkeit betrachtet werden, der auch Aspekte wie Training, Ernährung und Ruhephasen umfasst.

# Fazit

## Zusammenfassung der wichtigsten Erkenntnisse

Herzlichen Glückwunsch, du hast es bis zum Ende meines Buches geschafft! Bevor du nun zurück in deinen Alltag startest, möchte ich noch einmal die wichtigsten Erkenntnisse dieses Buches zusammenfassen.

CBD ist eine natürliche Verbindung, die aus der Hanfpflanze gewonnen wird und vielfältige gesundheitsfördernde Eigenschaften besitzt. Es kann zur Linderung von Schmerzen, Angstzuständen, Schlafproblemen und anderen gesundheitlichen Beschwerden beitragen.

Die Verwendung von CBD im Sport ist ein aufstrebendes Forschungsgebiet und es gibt viele Hinweise darauf, dass es Sportlern bei der Leistungssteigerung, Regeneration und Stressreduktion helfen kann.

Bei der Einnahme von CBD gibt es verschiedene Formen, wie Öle, Kapseln, Cremes und Blüten, und auch verschiedene Dosierungen und Verabreichungsmethoden. Es ist wichtig, die richtige Dosierung und Verabreichungsmethode für deine individuellen Bedürfnisse und Ziele zu finden.

Wenn du ein Sportler bist und CBD verwenden möchtest, solltest du sicherstellen, dass das Produkt, das du verwendest, von hoher Qualität und frei von THC ist. Darüber hinaus solltest du dich über die Richtlinien und Vorschriften bezüglich der Verwendung von CBD im Sport informieren.

Insgesamt ist CBD ein vielversprechendes Supplement für Sportler, das eine natürliche Alternative zu verschreibungspflichtigen Medikamenten darstellen kann. Es kann zur Verbesserung der sportlichen Leistung, Regeneration und Stressreduktion beitragen, und seine gesundheitsfördernden Eigenschaften machen es zu einer wertvollen Ergänzung für eine gesunde Lebensweise.

## Ausblick: Was die Zukunft für CBD bereithält

Die Wissenschaft setzt sich immer mehr mit CBD und seinen potenziellen Vorteilen auseinander. In der Zukunft werden wir wahrscheinlich noch viel mehr über CBD und seine Wirkung auf den menschlichen Körper erfahren.

Eine vielversprechende Richtung in der CBD-Forschung ist die Untersuchung ihrer Auswirkungen auf spezifische sportliche Aktivitäten. So könnte zum Beispiel untersucht werden, wie CBD das Schwimmtraining beeinflusst oder wie es die Genesung von Läufern beschleunigt. Es gibt unzählige Möglichkeiten, wie CBD Athleten helfen könnte, ihre Leistung zu steigern.

Ein weiterer spannender Bereich der CBD-Forschung ist die Untersuchung der Rolle von CBD im Zusammenhang mit anderen Cannabinoiden und Pflanzenstoffen, wie z.B. dem bekannten THC. In der Vergangenheit wurde CBD oft mit THC in Verbindung gebracht, aber wir wissen jetzt, dass CBD eine Vielzahl von Vorteilen bietet, die unabhängig von THC sind. Aber wie sieht es aus, wenn CBD in Kombination mit anderen Verbindungen eingenommen wird? Welche Auswirkungen hat das auf den Körper und die sportliche Leistung? Das sind Fragen, auf die wir in der Zukunft hoffentlich Antworten finden werden. Ein weiterer Bereich, in dem sich die CBD-Forschung wahrscheinlich weiterentwickeln wird, ist die Untersuchung der Auswirkungen von CBD auf verschiedene Gesundheitszustände und Krankheiten, wie z.B. Depressionen, Angstzustände und Entzündungen. Da diese Zustände oft mit sportlichen Aktivitäten und Leistung in Verbindung gebracht werden, könnte CBD eine vielversprechende Ergänzung zu traditionellen Behandlungsmethoden sein.

Letztendlich gibt es noch so viel zu entdecken und zu erforschen, wenn es um CBD und seine Auswirkungen auf den Körper geht. Eines ist jedoch sicher: CBD hat das Potenzial, die Art und Weise zu verändern, wie wir unsere sportliche Leistung verbessern und unsere Gesundheit optimieren.

Also, sei gespannt und halte die Augen offen für weitere Entwicklungen in der Welt des CBDs. Wer weiß, welche Überraschungen die Zukunft bereithält!

### Danke an die Leser

Liebe Leserinnen und Leser,

ich möchte mich von ganzem Herzen bei euch bedanken, dass ihr euch die Zeit genommen habt, mein Buch über CBD und dessen Potenuial zu lesen. Ich hoffe, dass ich euch einige wertvolle Einblicke und Erkenntnisse vermitteln konnte, die euch dabei helfen werden, eure Leistung zu verbessern und eure Regeneration zu optimieren.

Es ist mir eine große Freude, mein Wissen und meine Erfahrungen mit euch zu teilen, und ich hoffe, dass ihr davon profitiert habt. Ich bin mir sicher, dass CBD ein wertvolles Supplement für Sportler sein kann und dass es in Zukunft noch viele weitere Erkenntnisse und Anwendungen geben wird.

Ich würde mich sehr freuen, von euch zu hören und zu erfahren, wie ihr CBD im Sport einsetzt und welche Erfahrungen ihr damit gemacht habt. Schreibt mir gerne eine E-Mail oder folgt mir auf Social Media, damit wir in Kontakt bleiben können.

Nochmals vielen Dank, dass ihr mein Buch gelesen habt, und ich wünsche euch alles Gute für eure sportlichen Aktivitäten und eure Gesundheit.

Beste Grüße,
Rapha

# Weiterführende Literatur und Quellen

In diesem Kapitel möchte ich dir noch einige weitere Quellen und Ressourcen empfehlen, um dein Wissen über CBD im Sport zu vertiefen. Es gibt eine Menge Informationen da draußen und es kann schwierig sein, herauszufinden, welche Quellen vertrauenswürdig und fundiert sind. Deshalb habe ich einige Ressourcen zusammengestellt, die ich selbst genutzt und für wertvoll befunden habe.

Bücher:

"CBD: A Patient's Guide to Medicinal Cannabis" von Leonard Leinow und Juliana Birnbaum

"The Athlete's Guide to CBD: Treat Pain and Inflammation, Maximize Recovery, and Sleep Better Naturally" von Scott Douglas und Sarah Talansky

"The CBD Oil Miracle: Manage Pain, Improve Your Mood, Boost Your Brain, Fight Inflammation, Clear Your Skin, Strengthen Your Heart, and Sleep Better with the Healing Power of CBD Oil" von Laura Lagano

Wissenschaftliche Artikel:

"Cannabidiol and Sports Performance: a Narrative Review of Relevant Evidence and Recommendations for Future Research" von Matthew B. Jones und Zeke J. Walton

"Cannabidiol as a Potential Treatment for Anxiety Disorders" von Esther M. Blessing, Maria M. Steenkamp, Jorge Manzanares und Charles R. Marmar

"Pharmacology of Cannabinoids in the Treatment of Epilepsy" von Orrin Devinsky, Maria Roberta Cilio und Helen Cross

Webseiten:

Project CBD (https://www.projectcbd.org/)

Leafly (https://www.leafly.com/)

National Center for Complementary and Integrative Health (https://www.nccih.nih.gov/health/cannabis-marijuana-and- cannabinoids-what-you-need-to-know)


Bitte beachte, dass dies nur eine kleine Auswahl der verfügbaren Quellen ist und dass es wichtig ist, immer kritisch zu bleiben und die Quellen zu überprüfen. Es ist auch wichtig zu erwähnen, dass die Forschung zu CBD und seinen Wirkungen noch relativ jung ist und dass weitere Studien erforderlich sind, um seine Wirksamkeit und Sicherheit vollständig zu verstehen.


Ich hoffe, dass dieses Buch dir einen guten Einblick in das Thema CBD im Sport gegeben hat und dass du nun besser informiert bist, wenn es darum geht, ob du CBD als Nahrungsergänzungsmittel einsetzen möchtest oder nicht. Wenn du weitere Fragen hast oder weitere Informationen benötigst, zögere bitte nicht, weitere Quellen zu recherchieren oder dich an einen Experten auf diesem Gebiet zu wenden.

**Pics by:**

Nataliya Vaitkevich

AlesiaKozik


**Impressum**

Copyright © Raphael Alt

Adresse: Finkenweg 8, 73497 Tannhausen

Alle Rechte vorbehalten

KDP-ISBN: 9798377246350

Herstellung: Amazon Distribution GmbH